DETOX HEPÁTICO Y CUIDADOS PARA HÍGADO GRASO

DIETA, ALIMENTOS Y REMEDIOS NATURALES PARA LA SALUD DEL HÍGADO, INTESTINO PERMEABLE, PÉRDIDA DE PESO, SALUD MENTAL, EQUILIBRIO HORMONAL, CÁNCER Y CUIDADO DE LA PIEL

de este libro son sólo para propósitos aclaratorios y son propiedad de los propios dueños, no afiliadas a este documento.

SUS VIDEOS GRATIS

PUEDE VER VIDEOS GRATIS SOBRE LA CURACIÓN DEL INTESTINO PERMEABLE, FATIGA SUPRARRENAL, PROBLEMAS DEL HÍGADO, ANSIEDAD, DEPRESIÓN & TRAUMA EN **HEALTH.DRAMEET.COM/ESP**

LOS VIDEOS SON UNA INTRODUCCIÓN GRATIS A MI PROGRAMA ONLINE, QUE CUBRE

LOS PROTOCOLOS EXACTOS QUE APLICO PARA PROBLEMAS MENTALES Y FÍSICOS

REMEDIOS HOMEOPÁTICOS PARA EL DUELO, PÉRDIDA, TRAUMA Y EL AGOTAMIENTO

PIERDA PESO DE FORMA SALUDABLE

CURANDO EMOCIONES, CONFLICTO & TRAUMA

EL PROGRAMA ESTÁ APROBADO POR ASOCIACIONES PROFESIONALES PARA NATURÓPATAS, DIETISTAS Y NUTRICIONISTAS

VAYA A HEALTH.DRAMEET.COM/ESP

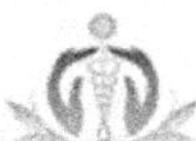

DR. AMEET AGGARWAL ND

RECONOCIMIENTOS

Gracias a Trudy Scott por darme mi primera entrevista en "El Hígado - Tu órgano maestro" - me abrió las puertas para llegar al mundo. Gracias a papá por tu amor incondicional, tu apoyo significa todo para mí. Gracias a todos por su amor y por tener un impacto positivo en mi vida - no podemos hacer esto solos.

Bendiciones y amor, ¡Gracias!

CONTENIDO

PREFACIO

¿Por qué tu hígado es tan importante para tu salud?

Como médico naturópata y psicoterapeuta, también practico la medicina funcional, la terapia de constelaciones familiares y la EMDR. Después de tratar a miles de pacientes, he notado que la mayoría de las condiciones de salud física y mental mejoran cuando se equilibran los pilares básicos de la salud: Tu intestino, la dieta, el hígado, las glándulas suprarrenales, el estrés y los traumas emocionales. Uno de los órganos más ignorados es el hígado, que influye en cada uno de los procesos de todo el cuerpo. Cuando alguien viene a mi clínica con una condición que no ha respondido bien a los tratamientos convencionales u holísticos, su condición a menudo mejora cuando empezamos a tratar su hígado.

Este libro explica detalladamente cómo el hígado afecta a casi todas las enfermedades físicas y emocionales y cuáles son los mejores remedios naturales para curar el hígado. He compartido todas mis ideas, esperando facilitarle la curación de cualquier condición. También he compartido todo mi conocimiento en nutrición, homeopatía, plantas, medicina naturopática y liberación emocional para darle el enfoque más completo para curar su hígado. Mi primer libro de esta serie "Sana Tu Cuerpo Calma Tu Mente", trata de los otros pilares de su salud - su intestino, suprarrenales, emociones y traumas. El segundo libro de esta serie - Recetas a base de plantas, sin gluten, sin lácteos y sin aceite, le proporciona recetas simples que le ayudarán a mantenerse sano sin sentirse abrumado en el intento de tener una alimentación saludable.

Recursos para la salud

Como médico naturista, he descubierto que el uso de suplementos y plantas de calidad profesional marca una mayor diferencia para la salud que el uso de suplementos aleatorios de las tiendas online y ciertas farmacias, ya que puede ser una pérdida de dinero. La mayoría de los suplementos de calidad no profesional no contienen una dosis terapéutica de buenos ingredientes. Algunos incluso se jactan de tener muchos ingredientes - pero la dosis de cada ingrediente es mucho más baja de lo que podrías necesitar.

Algunas de estas compañías comprometen su calidad en el procesamiento de plantas y nutrientes, por lo que se obtienen mezclas de baja calidad con poco o ningún valor terapéutico. Para obtener los mejores suplementos, por favor, póngase en contacto con un profesional de la salud o cree una cuenta en uno de los dispensarios de reputación mundial en mi sitio web health.drameet.com/shop .

Su Video - Curso Online

Una vez que lea los libros de esta serie, puede tomar mi programa en línea para entender mis protocolos específicos que uso con los pacientes. Hay algunos videos gratuitos en health.drameet.com/esp para empezar, que exponen mi enfoque básico. El programa en línea también ha sido aprobado por las asociaciones profesionales de dietistas, nutricionistas y médicos naturópatas en el momento de escribir esta serie, por lo que es muy completo.

Retiros de Salud y Terapia Personalizada

Eres bienvenido a unirte a un retiro de salud y sanación emocional que dirijo en diferentes partes del mundo. Por favor, vaya a health.drameet.com/retreats para más información.

Si todavía necesita más ayuda con su salud o bienestar emocional, no dude en reservar una sesión online conmigo o con mi equipo en health.drameet.com/therapy.

¡Bienvenido a una Vida Mejor!

TU HERMOSO HÍGADO

"El amor se compone de un alma única que habita en dos cuerpos."

- Aristóteles

¡Gracias por obtener este libro!, esto me ayuda a seguir apoyando a comunidades desfavorecidas en Kenia, puedes encontrar más información sobre mis clínicas móviles al final de este libro.

En la Medicina Tradicional China (MTC), tu hígado es considerado tu órgano maestro. Otras culturas lo llaman "el asiento de tu vida" o "el asiento de tu alma". El hígado es uno de los órganos más importantes que tienes y juega un papel fundamental en casi todos los procesos de tu cuerpo, incluyendo:

- Desintoxicar los productos de desecho creados por los procesos orgánicos internos de tus propias células, así como procesar y desintoxicar productos químicos externos, pesticidas, alcohol, drogas y contaminantes del medio ambiente.

- Digestión de alimentos y activación de enzimas digestivas mediante la liberación de bilis en los intestinos.

- Activar las células inmunes.

- Metabolizar eliminando el exceso de colesterol.

- Produciendo y metabolizando hormonas como la testosterona, el estrógeno y la progesterona.

- Almacenamiento de vitaminas B, vitaminas solubles en grasa (Vitaminas A, D, E, K) y hierro.

- Produciendo proteínas y factores de coagulación

- Almacenamiento y regulación de los niveles de glucosa y glicógeno (una forma de almacenamiento de glucosa en el cuerpo)

¿Por qué no ponemos más énfasis en el tratamiento de su hígado que en las enfermedades crónicas, considerando la intrínseca relación de su hígado con la digestión, el equilibrio hormonal, la producción de enzimas, el control del colesterol, el almacenamiento de glucosa, vitaminas y hierro, la desintoxicación y la activación de las células inmunes? ¿Cómo puede esperar que su salud mejore cuando su órgano superpoderoso, su hígado, "El Órgano Maestro", no es apoyado diariamente?

La medicina moderna ha cambiado la forma en que la gente se cuida a sí misma. Los descubrimientos médicos como los trasplantes de corazón, los antibióticos, las transfusiones de sangre y los procedimientos quirúrgicos han hecho posible que los humanos ignoren la causa subyacente de la enfermedad y traten sólo los síntomas. Desafortunadamente, esta práctica conduce a un empeoramiento del estado "enfermo" subyacente de su cuerpo, el cual nunca se trata, y finalmente avanza como una condición de salud más seria. Como descubrirá en este libro, al cambiar su alimentación, curar su intestino y sanar su hígado, puede tratar la causa subyacente de la enfermedad y depender menos de la medicación excesiva y a veces tóxica.

Antes de entrar en todos los remedios que puedes usar para curar, apoyar y desintoxicar tu hígado, necesitas saber que casi todas las condiciones de salud pueden ser ayudadas apoyando a tu hígado. Una vez que vea las importantes conexiones entre su hígado y sus problemas de salud física o mental, disfrutará de una mejor salud al curar su hígado también. Su comprensión del papel del hígado en su condición de salud también le ayudará a reducir el exceso de medicamentos y suplementos que sólo podrían estar suprimiendo los síntomas en lugar de tratar la causa de fondo.

Su hermoso hígado puede verse afectado por toxinas, dietas poco saludables, exceso de azúcar, depósitos de grasa, infecciones por virus, parásitos y bacterias, y por una excesiva inflamación. Estos ataques hacen que su hígado se vuelva lento. En la medicina tradicional china, esto se conoce como Estancamiento del Qi del Hígado. Todos los procesos importantes que el hígado influye en el cuerpo comienzan a sufrir, aumentando el riesgo de problemas de salud mental y física, incluyendo depresión, ansiedad, cáncer, enfermedades cardíacas, problemas de tiroides y más. Por lo tanto, mantener el hígado sano es fundamental para su salud, incluso si ya está cambiando su alimentación, curando su intestino o tomando probióticos y otros suplementos. (Para obtener más información sobre el tratamiento de la inflamación y el intestino, consulte mis vídeos online en health.drameet.com/esp y mi primer libro "Sana Tu Cuerpo Calma tu Mente" en health.drameet.com/books).

Señales de toxicidad y desequilibrio hepático

El estancamiento del hígado y los problemas de la vesícula biliar a menudo pasan desapercibidos hasta que uno se siente mal. Los análisis de sangre convencionales para las enzimas hepáticas no captan con precisión las primeras etapas del estancamiento del hígado, sin embargo, todavía recomiendo hacerlos de vez en cuando.

Aquí hay algunos signos de estancamiento hepático. Tenga en cuenta que estos signos no son exclusivos del estancamiento del hígado y podrían deberse a otro problema subyacente.

- Fatiga o sensación de malestar.

- Indigestión, gases, hinchazón, estreñimiento, heces sueltas. El estreñimiento suele deberse a una menor lubricación de las heces debido a la falta de bilis en el intestino.

- Acidez estomacal, reflujo ácido (GERD), tos constante no relacionada con una infección de garganta.

- Síndrome premenstrual (PMS) con síntomas como sensibilidad en los senos, coágulos en el flujo menstrual, cambios de humor, calambres, gases e hinchazón. El SPM suele ser el resultado de una deficiencia de progesterona y de que el hígado no procese el estrógeno de manera eficaz.

- Menstruación irregular, flujo menstrual abundante, ovario poliquístico, fibromas uterinos

- Acné, psoriasis o piel no saludable.

- Dificultades para digerir las grasas (mucosidad en las heces después de comidas grasosas, heces flotantes).

- Dolor en el lado derecho del abdomen, o debajo del omóplato derecho, generalmente peor con las comidas.

- Irritabilidad, impaciencia, ira, agresión, depresión, ansiedad y otros problemas emocionales sin causa específica.

- Sabor fétido en la boca o mal aliento.

- Esclerótica amarilla o descolorida (la parte generalmente blanca de los ojos).

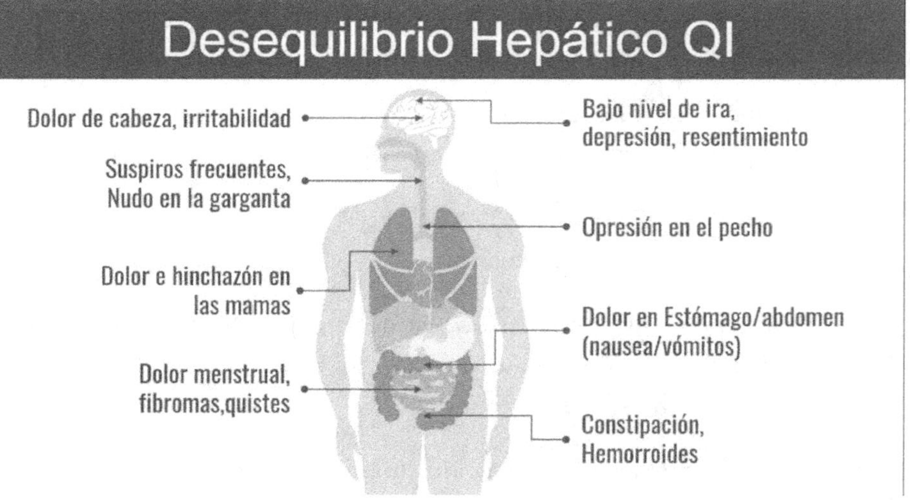

Como puede ver, el estancamiento del hígado puede causar síntomas en todo el cuerpo porque la mayoría de los procesos del cuerpo dependen del hígado.

Toxicidad Diaria

Las toxinas están por todas partes. Las toxinas están en el aire que respiras, en el agua que bebes, en las frutas y verduras cultivadas con pesticidas, en el material de embalaje, en las botellas de agua de plástico y en los papeles, juguetes y muebles a los que estás expuesto diariamente. Las madres transmiten estas toxinas a sus bebés, y los bebés que nacen hoy en día tienen más daños tóxicos que los bebés de generaciones anteriores.

También se crean toxinas por la inflamación y otros procesos internos del cuerpo. Por ejemplo, por una mala alimentación; por tener el síndrome del intestino permeable (discutido más adelante en este libro); cuando el sistema inmunológico ataca y elimina parásitos y bacterias; por reciclar glóbulos rojos... esta lista es interminable. Las toxinas autogeneradas también ejercen una presión sobre el hígado.

El efecto acumulativo de las toxinas diarias y la inflamación de diferentes fuentes cobra un fuerte peaje a tu hígado. El hígado y el cuerpo se debilitan con el tiempo, incluso si no se presentan síntomas. Eventualmente, sin embargo, los síntomas de la enfermedad comenzarán a manifestarse, y los médicos a menudo darán un diagnóstico que no necesariamente aborda la raíz subyacente de la inflamación crónica y el estancamiento del hígado.

Si estás tomando medicamentos o terapias holísticas sin considerar la posibilidad de sanar tu hígado, por favor, piénsalo de nuevo. *Es vital que apoye a su hígado* **diariamente** *con alimentos especiales, suplementos, plantas, remedios homeopáticos* y otras terapias que trataré en este libro. La desintoxicación del hígado y su mantenimiento es un hábito diario que recomiendo a todos mis pacientes porque están expuestos a toxinas e inflamación a diario. Cuantas menos toxinas permitas que se acumulen, más saludable estarás.

SALUD INTESTINAL E INFLAMACIÓN CRÓNICA

"He sido un buscador y todavía lo soy, pero dejé de preguntarle a los libros y a las estrellas. Empecé a escuchar las enseñanzas de mi alma."

- Rumi

A medida que el hígado procesa las toxinas, el colesterol, las hormonas y otras sustancias, secreta las sustancias procesadas como un líquido alcalino, conocido como bilis, en la vesícula biliar. Cuando hay alimentos que se están digiriendo en el estómago, el intestino delgado libera una hormona llamada *colecistoquinina*, que indica a la vesícula biliar que libere bilis en el intestino delgado. La bilis contiene sales y otras sustancias químicas que neutralizan el ácido del estómago y ayudan a seguir digiriendo los alimentos que bajan del estómago.

El revestimiento de los intestinos actúa como una barrera para evitar que las toxinas y los alimentos no digeridos entren en el cuerpo. Este revestimiento se mantiene sano gracias a las bacterias buenas (probióticos), a un flujo biliar saludable y a la ingestión de los alimentos adecuados. Con el estancamiento del hígado y la mala circulación de la bilis, tendrás una digestión inadecuada, más estreñimiento, menos probióticos saludables que sanen tu intestino, un aumento de las bacterias malas, aumento de patógenos en tu intestino y el revestimiento intestinal se debilitará y será más permeable. El desequilibrio de las bacterias buenas en el intestino se conoce comúnmente como *disbiosis* y el debilitamiento del revestimiento intestinal se conoce como **síndrome del intestino permeable.**

Cuando se padece el síndrome del intestino permeable, las toxinas y las partículas de comida no digeridas se filtran en el cuerpo y provocan una inflamación excesiva en el mismo, lo que es la causa principal de la mayoría de las enfermedades crónicas, como el asma, el eczema, la artritis y los problemas de salud mental. La inflamación crónica también inflama el hígado, *empeorando el círculo vicioso de estancamiento del hígado y el síndrome del intestino permeable*. Mi curso online en health.drameet.com/esp, y el primer libro de esta serie — *"Sana Tu Cuerpo Calma Tu Mente" (health.drameet.com/books)*, entran en más detalles sobre cómo tratar el síndrome del intestino permeable y la inflamación crónica.

La bilis en el intestino también se mezcla con las heces y sale del cuerpo junto con cualquier otro material no digerido. La bilis es como un lubricante y ayuda a que las heces salgan fácilmente de tu cuerpo, evitando el estreñimiento. Si tu hígado no libera suficiente bilis, serás más propenso al estreñimiento. De hecho, la mayoría de los casos de estreñimiento se deben a una función hepática deficiente y muchas personas cometen el error de confiar en los laxantes en lugar de sanar su hígado.

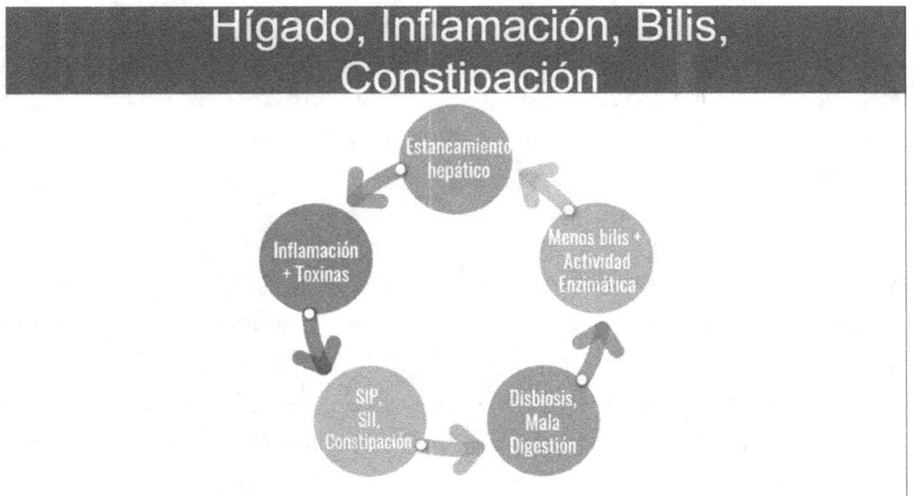

Por favor, ayuden a mis proyectos en comunidades desfavorecidas en África escribiendo reseñas positivas de mis libros y promoviéndolos. ¡Gracias!

ENFERMEDAD DEL HÍGADO GRASO NO ALCOHÓLICO (EHGNA)

"Ser profundamente amado por alguien te da fuerza, mientras que amar a alguien profundamente te da coraje."

- Lao Tzu

Una condición cada vez más común que sufren las personas es la enfermedad de hígado graso no alcohólico (EHGNA), una condición por la que, aunque no se beba alcohol en exceso, se termina con un hígado dañado debido a los depósitos excesivos de grasa y a la inflamación del hígado. La EHGNA suele derivar de dietas poco saludables, resistencia a la insulina, obesidad, falta de ejercicio, inflamación excesiva y altos niveles de cortisol debido al estrés prolongado. Cuando la grasa excesiva se acumula en el hígado, comprime las células hepáticas y perjudica la función hepática óptima.

La acumulación de grasa en el hígado, además del síndrome del intestino permeable, crea inflamación en el hígado (una condición conocida como esteatohepatitis no alcohólica). La inflamación excesiva del hígado mata las células hepáticas sanas, provoca la cicatrización del tejido hepático, lo que resulta en la pérdida de la función de esa zona del hígado y en un mayor riesgo de cáncer de hígado. Debido a que el hígado controla tantos otros procesos en el cuerpo, el proceso de la EHGNA contribuye a muchas otras enfermedades, que se vuelven más difíciles de tratar a menos que se trate también el hígado.

Muchas personas viven con la EHGNA sin ser diagnosticadas porque las primeras etapas generalmente no presentan síntomas y sus pruebas de laboratorio para las enzimas hepáticas podrían estar dentro de los rangos normales. A medida que avanza, la EHGNA puede causar indigestión, fatiga, dolor abdominal, un hígado agrandado y enzimas hepáticas elevadas. La EHGNA suele diagnosticarse mediante una ecografía o una tomografía computarizada, pero a menudo se detecta mucho más tarde cuando empiezan a aparecer los síntomas. A medida que lea este libro, aprenderá algunos de los mejores remedios para curar su hígado y tratar la EHGNA.

AUMENTO DE PESO, FATIGA Y DESNUTRICIÓN

""La libertad de amarse a sí mismo es uno de los regalos más preciosos que puedes ofrecerte a ti mismo"

- Dr. Ameet

La inflamación crónica por el estancamiento del hígado y la permeabilidad intestinal hace que las glándulas suprarrenales produzcan una hormona llamada cortisol. Los niveles elevados de cortisol hacen que el cuerpo retenga agua y grasa, dos causas comunes de aumento de peso.

La demanda constante de cortisol agota las glándulas suprarrenales y crea una condición conocida como fatiga suprarrenal. Con la fatiga suprarrenal, se reduce el metabolismo y la capacidad de quemar grasa, lo que también conduce a un aumento de peso. La fatiga suprarrenal también contribuye a los problemas de tiroides, desequilibrios hormonales, ansiedad y depresión. Puede leer más sobre la curación de la fatiga suprarrenal y la inflamación crónica en mi libro **"Sana Tu Cuerpo Calma Tu Mente"** en health.dra-meet.com/books.

Algunas vitaminas como la A, D, E y K son solubles en grasa, lo que significa que están contenidas en las moléculas de grasa de los alimentos. Estas moléculas de grasa necesitan ser descompuestas (emulsionadas) en ácidos grasos para que tu cuerpo las absorba. La bilis emulsiona las moléculas de grasa para que tu cuerpo pueda absorber estas vitaminas especiales. Al producirse menos bilis, se produce menos digestión y activación de enzimas, lo que significa que tu cuerpo absorbe menos nutrientes. Esto dificulta la producción de hormonas, químicos cerebrales y otros productos importantes en su cuerpo, lo que lleva a un desequilibrio hormonal, enfermedades crónicas y problemas de salud mental. Estos estados de deficiencias nutricionales inducidas a menudo causan una sensación de hambre constante y de comer en exceso, lo que puede llevar a un aumento de peso.

El hígado también almacena y libera vitaminas del complejo B para que vuelvan a circular en la sangre. Las vitaminas B ayudan a crear energía a partir de los alimentos. Con un hígado estancado, no podrá almacenar o liberar las vitaminas B de manera efectiva, por lo que no podrá crear suficiente energía a partir de los alimentos. Tu cuerpo se cansará fácilmente y naturalmente sentirá "hambre" de más energía. Esto también puede conducir a comer en exceso, a la incapacidad de hacer ejercicio y al aumento de peso.

El hígado almacena el combustible energético, la glucosa, en forma de glucógeno, y lo convierte de nuevo en glucosa cuando los niveles de glucosa en la sangre son bajos. Una glucosa baja en la sangre le hará sentir hambre. Con el estancamiento del hígado, es posible que le resulte más difícil volver a convertir el glucógeno en glucosa, lo que puede hacer que sienta hambre con frecuencia y que le resulte difícil seguir una dieta saludable o hacer un ayuno alimenticio, lo que a su vez puede provocar un aumento de peso.

Si desea perder peso, consulte los libros de recetas y de pérdida de peso saludable en health.drameet.com/books.

INFLAMACIÓN, CÁNCER Y DESEQUILIBRIO HORMONAL

"Un día me preguntarás qué es más importante... ¿Mi vida o la tuya? Diré la mía y te irás sin saber que eres mi vida."

- Khalil Gibran

Tu cuerpo tiene un maravilloso sistema de canales llamado sistema linfático. Tu sistema linfático transporta los desechos tóxicos lejos de tus células para su eliminación. Cuando su cuerpo se vuelve tóxico e inflamado por el estancamiento del hígado, su sistema linfático se obstruye y muchas células permanecen rodeadas de toxinas. La exposición crónica a las toxinas interfiere con la función celular y puede causar mutaciones genéticas, daños en el ADN y cáncer.

El desorden tóxico también impide que lleguen cantidades adecuadas de oxígeno a sus células. El ganador del premio Nobel y bioquímico, Otto Warburg, descubrió que las células cancerosas crecen más en ambientes de bajo oxígeno (anaeróbicos). Al mejorar el flujo linfático y la desintoxicación, es probable que aumente la cantidad de oxígeno que reciben sus células, reduciendo así la tendencia al cáncer.

A medida que su cuerpo se vuelve más tóxico, se vuelve más ácido. La acidez de la sangre hace que los glóbulos rojos se agrupen, lo que se denomina médicamente *formación de rouleaux*. Los glóbulos rojos son los responsables de suministrar oxígeno a todos los tejidos. Cuando los glóbulos rojos se agrupan, exponen menos superficie al resto del cuerpo, lo que significa que se suministra menos oxígeno a las células, creando un entorno anaeróbico que, como se ha visto anteriormente, podría contribuir a aumentar el riesgo de cáncer. La falta de oxígeno también le indica a su cuerpo que aumente su presión sanguínea para tratar de forzar más oxígeno hacia sus células. Esto puede conducir a una presión arterial alta crónica (hipertensión), de la que hablaré en un capítulo posterior.

Las células cancerosas también parecen multiplicarse en un ambiente ácido, por lo que muchas personas intentan alcalinizar sus cuerpos con muchas verduras verdes durante el tratamiento del cáncer. Tener un hígado sano minimiza el riesgo de ser demasiado ácido y podría reducir el riesgo de cáncer.

La prevención y la recuperación del cáncer también requieren un sistema inmunológico saludable. Una gran parte del sistema inmunológico reside en el sistema linfático, del cual una parte significativa se encuentra en los intestinos. A medida que su cuerpo se vuelve más tóxico, su sistema linfático se bloquea y su sistema inmunológico sufre. Comer alimentos inflamatorios y la permeabilidad intestinal, también destruye el sistema inmunológico en el intestino. Por lo tanto, la curación de su hígado y permeabilidad intestinal y la mejora de la salud de su sistema linfático pueden ayudarle a luchar contra el cáncer.

El riesgo de cáncer también aumenta con los desequilibrios hormonales. Debido a que el hígado está involucrado en el metabolismo hormonal y la desintoxicación, el estancamiento del hígado conduce a desequilibrios hormonales y aumenta la susceptibilidad al cáncer. Sanar el hígado es una de las primeras cosas que hago para cualquier paciente con cáncer.

Por favor, ayuden a mis proyectos en comunidades desfavorecidas en África escribiendo reseñas positivas de mis libros y promoviéndolos. ¡Gracias!

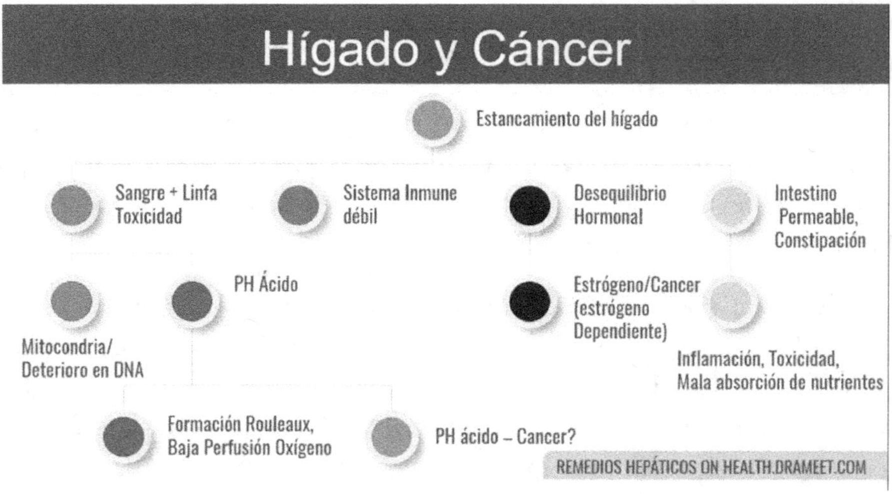
Hígado y Cáncer
Estancamiento del hígado
Sangre + Linfa Toxicidad
Sistema Inmune débil
Desequilibrio Hormonal
Intestino Permeable, Constipación
PH Ácido
Mitocondria/ Deterioro en DNA
Estrógeno/Cancer (estrógeno Dependiente)
Inflamación, Toxicidad, Mala absorción de nutrientes
Formación Rouleaux, Baja Perfusión Oxígeno
PH ácido – Cancer?
REMEDIOS HEPÁTICOS ON HEALTH.DRAMEET.COM

SU TIROIDES Y SU HÍGADO

"Decir tu verdad es acercarse a la salud y a la autoestima"

- Dr. Ameet

La tiroides produce hormonas que son vitales para casi todas las células del cuerpo. La hormona tiroidea, entre otras funciones, asegura la supervivencia de las células ayudándolas a utilizar la energía de los alimentos. Alrededor del 60% de la hormona tiroidea inactiva (T4) es convertida en hormona tiroidea activa (T3) por su hígado. El deterioro de la función hepática reduce la cantidad de T3 activa en su cuerpo y crea síntomas de hipotiroidismo como estreñimiento, piel seca, aumento de peso y fatiga. Los niveles inadecuados de la hormona tiroidea también se han relacionado con múltiples enfermedades, incluyendo cáncer, desequilibrio hormonal, infertilidad, ansiedad y depresión.

Los probióticos en el intestino también ayudan a convertir la T4 en T3. El T3 en el intestino ayuda a mantener el revestimiento intestinal sano y minimiza el síndrome de intestino permeable. Con el estancamiento del hígado y el flujo escaso de bilis, sus probióticos no serán tan saludables ni abundantes y la conversión de T4 inactiva en T3 activa se verá comprometida en su intestino. Esto también podría empeorar el síndrome del intestino permeable.

La conversión deficiente de T4 a T3 en el hígado y el intestino son razones comunes por las que las hormonas tiroideas de las personas son bajas incluso si su glándula tiroides está sana. El error que algunas personas cometen es depender en gran medida de la medicación tiroidea en lugar de tratar el intestino permeable y su hígado, en conjunto con el uso de la medicación tiroidea.

La T3 también afecta el funcionamiento de las células del hígado. Si usted tiene bajos niveles de hormona tiroidea (hipotiroidismo), sus células hepáticas no funcionarán correctamente - se desintoxicará menos, producirá menos bilis y tendrá más indigestión, gases, hinchazón y estreñimiento. El círculo vicioso de estancamiento del hígado y la salud de la tiroides continuará a menos que usted sane su tiroides e hígado juntos.

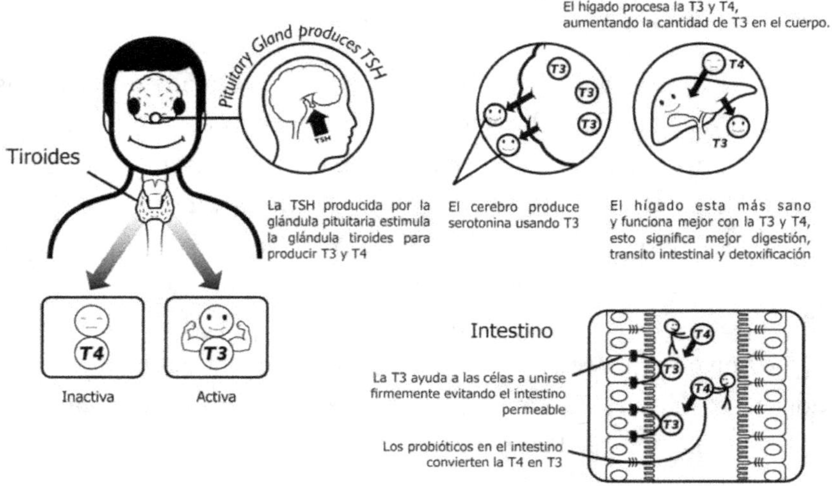

EL HÍGADO, COLESTEROL Y LAS ENFERMEDADES CARDÍACAS

"¿Qué pasa cuando la gente abre sus corazones?"... "Se mejoran".

- Haruki Murakami

La inflamación causa daño oxidativo en las arterias. Cuando tus arterias se dañan, liberan señales químicas que hacen que tu cuerpo forme un coágulo (placa) en el lugar dañado. La inflamación crónica provoca un aumento en la formación de placa en las arterias, lo que hace que se estrechen y endurezcan, lo que restringirá el flujo de sangre a los diferentes órganos, incluyendo el corazón, el pene y el cerebro, lo que conduce a condiciones como enfermedades cardíacas, disfunción eréctil y derrames cerebrales.

Toda la sangre que fluye en el cuerpo pasa por el hígado y es controlada por diferentes células del hígado. El hígado tiene unos receptores llamados receptores del hígado X (LXR), que captan el exceso de colesterol de la sangre, lo procesan en el hígado y lo excretan en los intestinos a través de la bilis. Si el hígado está inflamado y es tóxico, no metabolizará el colesterol de la manera correcta, lo que provocará un aumento de los niveles de colesterol y de triglicéridos nocivos en la sangre, lo que algunos estudios atribuyen a un mayor riesgo de enfermedades cardíacas.

Hígado, Riñones e Hipertensión

La acumulación de placa y el endurecimiento de las arterias en los riñones conducen a lo que llamamos estenosis de la arteria renal, un estrechamiento de las arterias que suministran sangre a los riñones. Esto hace que los riñones se sientan como si no hubiera suficiente sangre fluyendo en el cuerpo. Como respuesta al bajo flujo sanguíneo, los riñones liberan una hormona llamada renina, que a su vez provoca la liberación de dos hormonas:

- • Angiotensina, que hace que los vasos sanguíneos se estrechen o se estrechen en tamaño (vasoconstricción).

- Aldosterona, que hace que tu cuerpo reabsorba más sal y mantenga más agua en tu cuerpo, lo que aumenta la cantidad de líquido en tu sangre.

El efecto combinado de la vasoconstricción y el aumento del volumen de sangre aumenta la presión arterial, lo que lleva a la hipertensión, otra condición relacionada con las enfermedades cardíacas y los accidentes cerebrovasculares.

HÍGADO, ANSIEDAD, DEPRESIÓN E INSOMNIO

"Las emociones no son más que una puerta al amor inconcluso"

- Dr. Ameet

La inflamación, intestino permeable y la toxicidad del hígado empuja a las glándulas suprarrenales a producir una hormona llamada cortisol. El estrés y el trauma también llevan a las glándulas suprarrenales a producir cortisol. La inflamación crónica y el estrés crónico conducen a una condición conocida como fatiga adrenal, por la cual sus glándulas suprarrenales son sobre estimuladas y se agotan y producen niveles desequilibrados de cortisol, progesterona, estrógeno, testosterona y otras hormonas en su cuerpo. Un desequilibrio de estas hormonas reduce la producción y la eficacia de los productos químicos del cerebro como la serotonina, la dopamina, el GABA y la melatonina.

La serotonina, la dopamina y la testosterona ayudan a mantener un estado de ánimo y una motivación positivos. Los bajos niveles de estas hormonas se observan a menudo en la depresión, la fatiga y la falta de motivación. El GABA es un neurotransmisor que reduce la ansiedad y ayuda con el sueño. Los bajos niveles de GABA llevan a un aumento de los niveles de tensión nerviosa, ansiedad e insomnio.

Para colmo, tanto la fatiga adrenal como el estancamiento del hígado conducen a bajos niveles de progesterona. La progesterona ayuda a que el GABA funcione mejor en el cerebro, y los niveles bajos de progesterona disminuyen la eficacia del GABA en el cerebro, por lo que las personas con niveles bajos de progesterona pueden tener ansiedad. Los niveles bajos de progesterona también contribuyen al síndrome premenstrual (SPM), caracterizado generalmente por sensibilidad en los senos, gases, hinchazón, cambios de humor y calambres abdominales antes y durante la menstruación. Por lo tanto, si desea sanar el SPM, la ansiedad o el insomnio, considere la posibilidad de tratar el hígado, el intestino y las glándulas suprarrenales juntas.

La ciencia moderna ha descubierto que muchos de sus neurotransmisores son producidos por bacterias buenas (probióticos) en su intestino. Los probióticos dependen de un ambiente intestinal saludable para prosperar. Si el hígado es tóxico y no libera cantidades saludables de bilis y enzimas en los intestinos, el entorno intestinal se vuelve insalubre y los probióticos no prosperan, lo que conduce a niveles más bajos de producción de neurotransmisores e incrementa otros problemas de salud mental.

¡Duerme, duerme, duerme! La melatonina ayuda a tu cuerpo a dormirse y los bajos niveles de melatonina causan insomnio. Los malos hábitos de sueño como quedarse despierto hasta tarde en la noche, o no dormir en una habitación oscura, también disminuirán los niveles de melatonina. La melatonina mejora el efecto del glutatión, un importante antioxidante en el hígado, que mantiene las células del hígado saludables. Por lo tanto, los bajos niveles de melatonina y los malos hábitos de sueño afectarán la salud de su hígado, contribuyendo al ciclo de estancamiento del hígado, problemas de salud mental y enfermedades crónicas. Lo ideal es que intente dormir antes de las 10 de la noche para que su hígado y sus glándulas suprarrenales descansen y se recuperen para que se despierte con más energía por la mañana. Las personas que se sienten aturdidas y cansadas por la mañana a menudo tienen problemas de estancamiento del hígado, inflamación y fatiga suprarrenal. Si esto le suena familiar, ¡empieza a pensar en tu hígado!

Las vitaminas B son almacenadas y liberadas por el hígado, son utilizadas por el cuerpo para producir neurotransmisores y hormonas suprarrenales, son utilizadas por el hígado para la desintoxicación y se agotan durante los momentos de estrés suprarrenal. Con el estancamiento del hígado, éste procesa y libera las vitaminas B de manera menos eficiente, lo que lleva a una menor producción de neurotransmisores y hormonas suprarrenales, lo que empeora significativamente los problemas de salud mental. Por otro lado, debido a que el estrés suprarrenal agota las vitaminas B y el magnesio, que el hígado necesita para procesar las hormonas y para la desintoxicación, las personas con estrés suprarrenal a menudo se desarrollan y experimentan las consecuencias del estancamiento del hígado.

El alcohol, la ingesta excesiva de carbohidratos, la píldora anticonceptiva y otros medicamentos también afectan al hígado y agotan las vitaminas B y otros minerales del cuerpo. Por lo tanto, en lugar de sólo complementar con un complejo multivitamínico, ahora puede ver lo importante que es curar su hígado y minimizar la inflamación crónica.

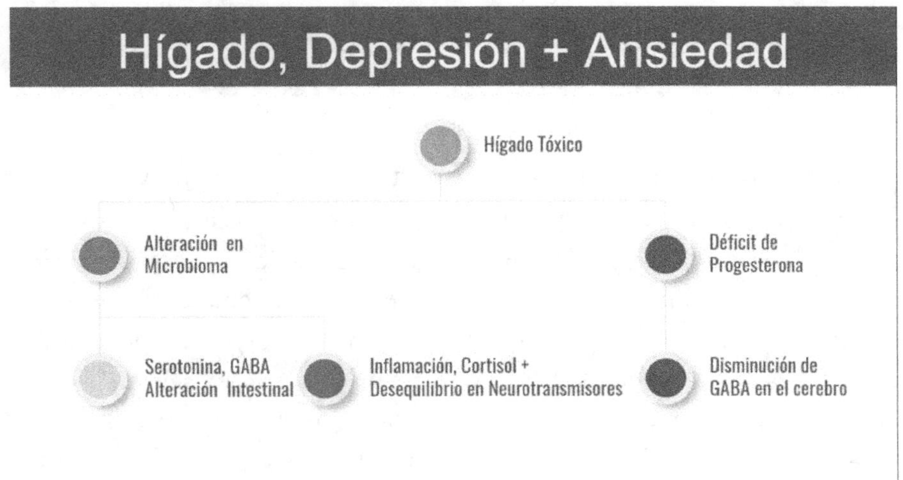

Por favor, ayuden a mis proyectos en comunidades desfavorecidas en África escribiendo reseñas positivas de mis libros y promoviéndolos. ¡Gracias!

CÓMO SE DETOXIFICA TU HÍGADO

"Lo que resistes, persiste. Es hora de dejar ir..."

¿Por qué es tan importante para tu salud beber agua y comer verduras verdes? Bueno, tu hígado procesa y desintoxica los químicos, metales pesados, drogas y hormonas de tu cuerpo convirtiéndolos en urea, que posteriormente libera en sangre para ser excretada por tus riñones como orina y a través de tu piel como sudor; o produciendo bilis, que, a través de tu vesícula biliar, se vierte en el intestino y sale en las heces. Beber abundante agua es crucial para ayudar a los riñones a eliminar las toxinas de la sangre, y comer muchas verduras verdes (fibra) se une a las toxinas en el intestino para que puedan salir en forma de heces. Sin suficiente agua y fibra en tu dieta, muchas de las toxinas liberadas por su hígado permanecerán en su cuerpo y causarán enfermedades.

Tu hígado procesa todo a través de las **vías de desintoxicación de fase 1 y fase 2**. Cada vía requiere muchos nutrientes diferentes. Si tu cuerpo tiene déficit en algunos nutrientes, estas vías serán menos eficientes, resultando en una acumulación de toxinas y síntomas de una enfermedad.

Vía de desintoxicación de la fase 1

La mayoría de las toxinas del cuerpo se almacenan en moléculas de grasa y no se disuelven en agua, lo que las hace ligeramente menos peligrosas, pero difíciles de excretar en la bilis o en la orina. El hígado hace que estas toxinas sean más solubles en agua para su excreción con la ayuda de ciertas enzimas, comúnmente conocidas como el grupo de enzimas del citocromo P450. Estas enzimas también son dañadas por las toxinas, especialmente los metales pesados y los pesticidas, y son inhibidas por ciertos alimentos, especialmente el pomelo, por lo que se aconseja a las personas que eviten el pomelo mientras toman ciertos medicamentos.

Los nutrientes y plantas que ayudan a que la fase 1 funcione de manera efectiva incluyen vitaminas B, ácido fólico, hierro, magnesio; antioxidantes como la **vitamina E, la vitamina C, la vitamina A, el glutatión y el selenio; y plantas como el cardo mariano**. Si tiene un bajo nivel de cualquiera de estos nutrientes, no procesará las toxinas y las drogas de manera eficaz. Algunas formas en las que puedes tener deficiencias de nutrientes incluyen:

- No comer los alimentos adecuados

- Consumir demasiado alcohol o demasiados carbohidratos que agotan las vitaminas B

- El estrés prolongado que agota las vitaminas B y el magnesio

- Toxicidad excesiva que consume el principal antioxidante de tu hígado, el glutatión.

Ahora, imaginemos que la fase 1 está funcionando bien. Un nuevo problema surge porque *la fase 1 crea subproductos (radicales libres) que son dañinos para el cuerpo* y necesitan ser procesados por la fase 2 para hacerlos menos dañinos. La mayoría de la gente tiene una fase 2 lenta debido a la inflamación y a la deficiencia de nutrientes, por lo que los subproductos de la fase 1 no son procesados con la suficiente rapidez por la fase 2. La consiguiente acumulación de radicales libres de la fase 1 deteriora el hígado y todo el cuerpo y contribuye al desarrollo de enfermedades crónicas. Las personas que se sienten ansiosas después de beber café suelen tener una fase 2 lenta, que no puede procesar los subproductos del metabolismo de la cafeína de la fase 1.

Vía de Detoxificación (Conjugación) de la Fase 2

La vía de la fase 2 hace que las toxinas sean menos perjudiciales y las hace más solubles en agua para que puedan ser excretadas en la bilis, la orina y a través del sudor. La fase 2 tiene muchos procesos diferentes, cada uno de los cuales requiere nutrientes específicos para ser eficaz. Estos procesos son:

- *La conjugación del glutatión* ayuda a procesar los metales pesados y otras numerosas toxinas. Depende del glutatión antioxidante, que a menudo es utilizado por la fase 1 para procesar los radicales libres, por lo que las personas suelen tener un bajo nivel de glutatión. Además de complementar con glutatión, también se puede mejorar la conjugación del **glutatión** utilizando **selenio, ácido alfa-lipoico, N-Acetil-Cisteína, vitamina C, cardo mariano y cúrcuma.**

- *La conjugación de aminoácidos* utiliza aminoácidos para unirse a la clase de toxinas conocidas como xenobióticos (ciertas drogas, pesticidas, herbicidas y conservantes de alimentos). Los aminoácidos que el cuerpo necesita para este proceso son la **glicina, la taurina, la glutamina, la arginina y la ornitina**. A menudo prescribo taurina a muchos de mis pacientes que tienen síntomas de estancamiento hepático.

- **La Metilación** ayuda a tu cuerpo a producir y procesar varios medicamentos y productos químicos corporales, incluyendo hormonas como el estrógeno, los neurotransmisores, histamina y la homocisteína. La metilación también ayuda a reciclar el glutatión, necesario para las vías de la fase 1 y 2. La metilación requiere que un aminoácido llamado metionina se convierta en un donante de metilo llamado **SAM-E**, que luego se utiliza en muchas reacciones químicas importantes en el cuerpo. Los nutrientes más importantes que mejoran la metilación son la **metionina, el folato, la vitamina B12, la vitamina B6, la colina, la betaína, el magnesio, el zinc, la vitamina D y el molibdeno**. SAM-E también se vende como suplemento nutricional. Si usted está tomando SAM-E, se recomienda tomar también vitaminas B y folato para apoyar su metabolismo.

Si usted es deficiente en los nutrientes mencionados anteriormente o su hígado no se está metilando adecuadamente, es probable que experimente desequilibrios hormonales, insomnio, altos niveles de homocisteína, problemas de salud mental y muchas otras condiciones de salud.

Estudios recientes han encontrado que muchas personas tienen una mutación genética con su enzima MTHFR, una enzima responsable de la metilación y la activación del ácido fólico. Estas personas suelen tener altos niveles de homocisteína, experimentan un estrés oxidativo excesivo y pueden ser más propensas a enfermedades cardiovasculares, problemas neurológicos y problemas de salud mental. Se puede analizar esta mutación en la mayoría de los laboratorios modernos. Si tiene un problema con el MTHFR, la mayoría de los médicos le recomendarán suplementos especiales, incluyendo folato activo (metilfolato, 5-MTHF), metilcobalamina (activo B12), piridoxal 5'fosfato (activo B6) y riboflavina 5'fosfato (activo B2).

- *La Sulfatación (Sulfonación)* **metaboliza toxinas, drogas y compuestos creados por el** propio cuerpo, como las hormonas sexuales, los neurotransmisores, los ácidos biliares y las hormonas tiroideas. La sulfonación también ayuda a desintoxicar los xenoestrógenos, sustancias químicas que se comportan como el estrógeno en el cuerpo. La sulfatación utiliza **aminoácidos que contienen azufre (cisteína y metionina), molibdeno, vitamina B2, magnesio, taurina y ácido retinoico (una forma activa de vitamina A).**

- *La Acetilación* ayuda a desintoxicar muchas drogas de su cuerpo y utiliza una sustancia llamada Acetil CoA. Esta vía requiere nutrientes como la **vitamina B2, la vitamina B5 y la vitamina C**.

- *La Glucuronidación* es una de las vías más activas en el hígado y metaboliza drogas, toxinas de hongos, contaminantes, así como las hormonas del propio cuerpo, los ácidos biliares y la bilirrubina. Requiere **vitaminas B, magnesio y ácido glucurónico.**

¡Ahí lo tienes! Las deficiencias nutricionales afectan a todos los procesos de tu hígado y puedes hacer algo al respecto. En los próximos capítulos, descubrirás maravillosos alimentos, suplementos nutricionales y plantas para el cuidado hepático, y sentirás una gran diferencia en tu salud cuando los uses de la manera correcta.

COMO SANAR TU HÍGADO

"La herida es el lugar donde la Luz entra en ti."

- Rumi

Hay miles de tratamientos para su hígado. Antes de discutirlos, es importante reconocer que mucho del daño causado a su hígado ocurre por la inflamación crónica en su cuerpo. La mayor parte de esta inflamación proviene de una alimentación poco saludable y del síndrome del intestino permeable. El primer paso para sanar su hígado, por lo tanto, es prevenir la inflamación crónica cambiando su alimentación y sanando el intestino. Aprenderá algunos remedios para curar el intestino a continuación, puede encontrar más remedios y alimentos saludables para curar su intestino en mi libro *"Sana Tu Cuerpo Calma Tu Mente"*. También puedes leer recetas a *base de Plantas, sin Gluten, sin Lácteos y sin Aceites para crear comidas saludables que podrás utilizar día a día*. Ambos libros están en health.drameet.com/books.

¡Empecemos! Las mejores terapias que he encontrado para sanar tu hígado y prevenir enfermedades crónicas incluyen cambios en alimentación, plantas, suplementos naturales, remedios homeopáticos, ejercicio, ayuno y liberación emocional. Ahora cubriré todas estas terapias en diferentes secciones para que resulte fácil de entender. Puedes comenzar cada una de las terapias simultáneamente.

DETENER LA INFLAMACIÓN Y ALIMENTACIÓN CORRECTA

Elimine de su alimentación los alimentos inflamatorios como los cereales con gluten, (trigo), lácteos, maíz, azúcar, salsa de soja (a menudo tiene gluten), el exceso de café, alcohol y carne de vacuno. Hay otros alimentos que pueden causar inflamación en algunas personas y en otras no, como los frijoles o los huevos, por lo que es importante hacer una prueba de alergia alimentaria para ver a qué alimentos es sensible. Sustituya estos alimentos por alimentos poco inflamatorios, los cuales menciono en mi primer libro "Sana tu Cuerpo Calma tu Mente" y consuma alimentos orgánicos tanto como sea posible para evitar que los pesticidas dañen constantemente su hígado.

Evite el exceso de azúcares y carbohidratos, ya que causan resistencia a la insulina y depósitos de grasa en su hígado. Yo recomiendo a la mayoría de mis pacientes que hagan sus comidas con 50% de vegetales verdes y otros, 30% de proteínas y sólo 20% de carbohidratos.

Recomiendo seguir esta dieta lo más posible de por vida y si sus niveles de hierro no son bajos, también recomiendo evitar la carne por lo menos durante 3 semanas cuando esté haciendo una limpieza seria del hígado. Utilice mi libro de recetas (health.drameet.com/books) para que crear comidas saludables sea fácil y divertido para usted.

SANE SU INTESTINO

Repara tu intestino y reduce la inflamación usando probióticos, vitamina D, aceites omega 3 y otros remedios mencionados en mi primer libro *"Cura Tu Cuerpo, Libera Tu Mente" (CCLM)*.

CONSUMA ALIMENTOS AMIGABLES CON SU HÍGADO

Diferentes alimentos tienen diferentes efectos sobre el hígado y la vesícula biliar.

- Los alimentos amargos estimulan la vesícula biliar para que libere más bilis al intestino. Puede utilizar alimentos estimulantes de la bilis como la rúcula (*Eruca vesicaria*), el rábano, el diente de león, la cúrcuma y la calabaza amarga (*Momordica charantia*, conocida como *karela* en la cocina india) como parte de sus comidas diarias.

- El perejil, la albahaca, el tomillo, la remolacha, el jengibre y las bayas orgánicas proporcionan antioxidantes que ayudan a curar las células del hígado del daño oxidativo.

- Las hierbas y especias como el cilantro, las semillas de cilantro trituradas, el hinojo, la cúrcuma y el comino ayudan a desintoxicar el hígado.

- El brócoli, las coles de Bruselas, la col, la col rizada, el bok-choy, el berro, las cebollas y el ajo contienen azufre, que ayuda en la fase 2 del proceso de desintoxicación del hígado.

- Las hortalizas de hoja verde son ricas en folato, lo que aumenta la metilación y la desintoxicación en el hígado.

- La col roja y el alforfón son buenas fuentes de molibdeno, otro nutriente importante para las vías de desintoxicación de la fase 1 y la fase 2. El aguacate y el espárrago también son excelentes alimentos para el hígado.

- El romero tiene aceites esenciales que ayudan a estimular la producción de bilis, mejorar la fase 1 y la fase 2 de las vías de desintoxicación del hígado y también reducir los depósitos de grasa en el hígado.

- Se ha demostrado que el jengibre mejora la producción de bilis, protege el hígado de las toxinas y también reduce los depósitos de grasa en el hígado. El jengibre también reduce la resistencia a la insulina en el cuerpo, una causa común de enfermedad hepática por depósito de grasa.

- El limón estimula la producción de bilis y también descompone la grasa en el intestino, mejorando así la digestión.

Puedes hacer un té con muchas de estas plantas y tomarlas a lo largo del día para proporcionar una curación constante a tu hígado. El té de limón y jengibre, el té de romero o una mezcla de semillas de cilantro trituradas, comino, cúrcuma y té de hinojo, son todos deliciosos, ¡lo que hace que tu proceso de sanación sea mucho más divertido!

PLANTAS PARA CURAR Y DETOXIFICAR EL HÍGADO

Me encantan las plantas porque ambas curan y desintoxican el hígado. Las plantas que la mayoría de los profesionales de la salud utilizan para el hígado incluyen el cardo mariano (Sylibum marianum), la raíz de diente de león (Taraxacum officinale), la alcachofa de globo (Cynara scolymus), el caléndula mayor (Chelidonium majus) y la hoja de menta (Mentha piperita). La caléndula puede ser tóxica en grandes cantidades, así que por favor asegúrese de consultar a un médico calificado antes de usar cualquiera de estas plantas.

Triphala, una fórmula de medicina ayurvédica de 3 plantas, actúa como antioxidante y ayuda a limpiar el hígado. El triphala también tiene un efecto laxante, por lo que la mayoría de las personas lo toman por la noche con agua tibia, tienen un buen descanso nocturno, y tienen fuertes movimientos intestinales por la mañana.

Guduchi es otra de mis plantas ayurvédicas favoritas que limpia, protege y ayuda a regenerar las células hepáticas. Me encanta el Guduchi porque también energiza tu cuerpo y aumenta tu inmunidad sin ser demasiado estimulante.

Las plantas estimulantes de la bilis son tan importantes como las plantas curativas del hígado. Ayudan a que su vesícula biliar libere bilis extra en sus intestinos. Algunas hierbas estimulantes de la bilis incluyen la milenrama (Achillea millefolium), genciana (Gentiana), angélica (Angelica archangelica), uva de Oregón (Mahonia aquifolium), agracejo (Berberis vulgaris) y té de neem (Azadirachta indica).

El bupleurum, a menudo utilizado en la medicina tradicional china (MTC), ayuda a disolver el estancamiento del hígado y a limpiarlo. En la MTC, se combina con otras plantas para crear una fórmula llamada "Xia Yao Wan" o "Free and Easy Wanderer", una poderosa fórmula que mejora el flujo de energía y la eliminación de toxinas en el hígado.

La Schizandra chinesis, otra planta de la MTC, protege las células del hígado, reduce la enfermedad del hígado graso (EHGNA) y desintoxica el hígado. La esquizandra también apoya a tus glándulas suprarrenales y puede ser usada para la ansiedad, la depresión, el agotamiento nervioso y la fatiga suprarrenal, ver mi libro "Cura tu Cuerpo, Sana tu Mente".

Puedes usar algunas de estas plantas juntas o por separado. Algunas de estas plantas se combinan en una tintura, que encuentro más efectiva para tratar su hígado que el uso de plantas por separado. Puede encontrar algunas de las mejores formulaciones hechas por laboratorios profesionales de suplementos en mi dispensario online en health.drameet.com/shop. No use todas las plantas que he mencionado de una sola vez - eso sería demasiado para su cuerpo. Un buen médico naturópata puede asesorarle.

Generalmente pido a mis clientes que usen plantas para el hígado durante unos dos meses cada seis meses, no es de forma continua. Por favor, recuerde consultar con su profesional de la salud antes de usar cualquier planta. El uso prolongado o excesivo de algunas de estas plantas puede ser perjudicial para su salud y durante el embarazo.

HOMEOPATÍA PARA EL HÍGADO

Los remedios homeopáticos son remedios energéticos especiales que influyen en su mente y cuerpo a un nivel energético muy profundo y crean una profunda transformación en su salud. Cada vez más gente elige la homeopatía porque actúa más profundamente y da resultados más duraderos.

Debido a su naturaleza energética, los remedios homeopáticos también son excelentes para curar tus emociones, el estrés y los traumas, lo que añade otro beneficio a tu proceso de curación. (Puede obtener una lista de remedios homeopáticos para las emociones y los traumas en mi programa completo online en health.drameet.com/esp).

En general, los remedios homeopáticos se prescriben en base a la comprensión de los síntomas físicos y emocionales específicos que usted está experimentando. Por ejemplo, si tiene estreñimiento con mucho gas e hinchazón, obtendrá un remedio específico que será diferente para otra persona que tenga estreñimiento, pero que no experimente gas e hinchazón. La especificidad del remedio seleccionado para usted es lo que hace que la homeopatía sea tan poderosa. A pesar de esta especificidad, sin embargo, hay algunos remedios homeopáticos que uso en un sentido general para curar el hígado, y hacen una gran diferencia en la recuperación de las personas. Estos incluyen:

- Nux-vomica - Estimula el flujo de la bilis; excelente para desintoxicar el alcohol; se usa a menudo si tienes estreñimiento, heces duras o heces que salen como pequeños gránulos de heces de oveja. A menudo se da a las personas que se irritan fácilmente y / o anhelan el alcohol.

- Lycopodium - limpiador hepático profundo, estimula el flujo de la bilis y se suele utilizar cuando una persona tiene mucho gas, hinchazón, eructos y plenitud después de las comidas.

- Carbo vegetabilis - Un gran remedio para la insuficiencia hepática y la cirrosis hepática, especialmente cuando alguien tiene el vientre hinchado por la retención de líquidos (ascitis) y tiene dificultades para respirar cuando está acostado.

- Chelidonium - También lo he usado para curar problemas hepáticos crónicos y cirrosis, especialmente cuando la persona tiene náuseas y dolor debajo de la caja torácica derecha o debajo de la escápula derecha.

- Berberis vulgaris - Estimula el flujo de la bilis y a menudo se añade a fórmulas que contienen otros remedios homeopáticos para el hígado.

- Fósforo - He usado el fósforo para ayudar a curar el daño hepático crónico por el uso excesivo de medicamentos y anestésicos.

- Cinchona officinalis (China) - A menudo se da cuando alguien que está débil y ha perdido mucho líquido. La China estimula y fortalece las células del hígado para la desintoxicación y a veces es efectiva para reducir el deseo de beber alcohol.

Algunas compañías mezclan estos remedios en una formulación que tiene un efecto maravilloso sobre el hígado. Puede encontrar algunas de estas formulaciones y remedios homeopáticos individuales en mi dispensario en health.drameet.com/shop. Le recomendaría ver a un médico naturópata que practique la homeopatía para encontrar los mejores remedios para sus necesidades individuales. También puedes tener una sesión online conmigo reservando a través de health.drameet.com/therapy.

AGLUTINE LAS TOXINAS Y LIMPIE SU INTESTINO

Si su intestino no está libre de toxinas y heces residuales, es menos probable que elimine las toxinas de manera efectiva y es más probable que las reabsorba a través de sus intestinos. Comer más fibra como vegetales verdes o cáscara de ispaghula aglutinará las toxinas y las heces atascadas en tu intestino, haciéndolas más fáciles de eliminar. Si comes demasiados carbohidratos simples como el pan y la pasta, no tendrás suficiente fibra para eliminar las toxinas de tu cuerpo y es probable que se reabsorban en tu cuerpo.

A menudo uso "captadores" de toxinas como el carbón activo, arcilla bentonita, fibra de chlorella o pectina, que se unen a las toxinas en tu intestino y salen en tus heces. Recomiendo tomarlos entre las comidas o a la hora de acostarse.

También uso laxantes como el sen, cáscara sagrada, triphala (formulación ayurvédica) en un estómago vacío (normalmente antes de las comidas), para limpiar completamente mi intestino. Por favor, use los laxantes con precaución y bajo supervisión médica. No recomiendo tomar ciertos laxantes más de unas pocas veces, porque podrían causar la pérdida de muchos fluidos y minerales, lo que puede crear serios problemas de salud.

SUPLEMENTOS NATURALES PARA SU HÍGADO

Utilizo suplementos naturales para curar el hígado, incluyendo el ácido alfa-lipoico, glutatión, vitamina C, N-Acetil Cisteína (NAC), inositol, colina, taurina o selenio. Algunos de estos suplementos pueden ser bastante fuertes, por lo que los uso con cuidado, comienzo con cantidades pequeñas y controlo a mis pacientes cuidadosamente.

El ácido alfa-lipoico (ALA) es un antioxidante que protege y repara las células afectadas del hígado y ayuda a reciclar la vitamina C en el cuerpo. He usado ALA y glutatión para pacientes con cirrosis hepática. El ALA utiliza las vitaminas B en el cuerpo, por lo que se recomienda tomar ALA con vitaminas B.

La colina es un nutriente esencial importante para metabolizar la grasa y el colesterol en el hígado, ayudando en las vías de desintoxicación de la metilación en el hígado y en la síntesis de los neurotransmisores. Los bajos niveles de colina se han asociado con los depósitos de grasa en el hígado (EHGNA). La colina se puede encontrar en los huevos, las verduras crucíferas, las aves de corral y el pescado.

El glutatión es un poderoso antioxidante utilizado en muchas etapas de la desintoxicación del hígado y ayuda a su hígado a procesar las grasas y el colesterol de manera eficiente. Se encuentran grandes cantidades de glutatión en el hígado para ayudarlo a lidiar con el constante ataque de toxinas. El glutatión también mejora la inmunidad general y la función de las enzimas.

El inositol, similar a la colina, ayuda al hígado a metabolizar la grasa y el colesterol, previniendo así la enfermedad del hígado graso (EHGNA). El inositol ayuda a mejorar la sensibilidad a la insulina, lo cual es importante para el control de la glucosa en la sangre y el metabolismo de las grasas. El inositol también se utiliza para la ansiedad porque ayuda a la producción de serotonina; y también se utiliza para el síndrome de ovarios poliquísticos porque mejora la función ovárica y reduce el exceso de testosterona en las mujeres.

La N-Acetil Cisteína (NAC) es un antioxidante que ayuda a reponer el glutatión y también ayuda a desintoxicar el hígado. Altas dosis de NAC pueden actuar como un pro-oxidante, lo cual no es bueno, así que por favor, controle cuidadosamente cuando use NAC. La NAC se usa a veces para ayudar con la adicción al tabaco y la depresión.

La S-adenosilmetionina (SAM-E) es un aminoácido comúnmente utilizado para aumentar los niveles de los neurotransmisores de serotonina, dopamina y melatonina. La SAM-E también produce glutatión, que protege el hígado. La SAM-E se descompone en homocisteína, que es tóxica e inflamatoria si se acumula en el cuerpo en grandes cantidades, por lo que siempre debe complementarse con vitamina B6, B12 y folato.

La taurina es un aminoácido que es importante para la fase 2 de su camino de desintoxicación. También ayuda a desintoxicar el colesterol (reduce los cálculos biliares), conjuga los ácidos biliares para la excreción (hace bilis saludable) y es bueno para el cerebro y el corazón también.

Por favor, ayuden a mis proyectos en comunidades desfavorecidas en África escribiendo reseñas positivas de mis libros y promoviéndolos. ¡Gracias!

AYUNO

Comer constantemente puede estresar a su hígado porque el hígado tiene que procesar continuamente todos los nutrientes y químicos absorbidos en su sistema digestivo. Muchos alimentos y aditivos químicos también desencadenan una pequeña cantidad de inflamación constante, lo que añade estrés a su hígado diariamente. El ayuno le da a su cuerpo y a su hígado un descanso del procesamiento de alimentos y sustancias químicas y protege al hígado de la inflamación constante. El ayuno también permite la autofagia, un proceso en el que las células viejas y enfermas mueren rápidamente y dejan espacio para que crezcan células nuevas y sanas. Muchas culturas fomentan el ayuno durante ciertos períodos de tiempo, probablemente porque nuestros antepasados conocían sus beneficios.

El ayuno intermitente es una forma más fácil de ayunar y normalmente implica no comer alimentos durante unas 16 horas al día. En la medicina tradicional china (MTC), la hora del día en que se come es importante porque cada uno de los órganos tiene tiempos únicos de curación. El tiempo de curación del hígado y la vesícula biliar es entre las 11 pm y las 3 am, durante el cual no se debe digerir ningún alimento. Basado en estos principios, recomiendo comer una o dos comidas para el hígado entre las 8 am y las 4 pm durante el día y ayunar entre las 4 pm y las 8 am de la mañana siguiente. Elijo estos horarios porque su sistema digestivo suele producir menos enzimas digestivas después de las 4 pm, y la comida de la tarde probablemente llegará a su hígado antes de las 10 pm, después de lo cual no querrá estresar su hígado y su vesícula biliar. Puede ser flexible con estos horarios, pero estos son los tiempos ideales que he encontrado.

Cuando rompas el ayuno por la mañana (¡desayuno!), empieza con una taza de agua tibia para eliminar cualquier toxina que haya sido liberada por tu hígado, y luego come algo ligero, como fruta. Después de esto, puedes consumir una comida sana y de tamaño normal. Reduzca al mínimo la cafeína y beba a sorbos tés de plantas beneficiosas para el hígado, como romero, jengibre, limón o albahaca.

EJERCICIO Y RESPIRACIÓN

Muchas personas no se mueven lo suficiente porque pasan la mayor parte del tiempo conduciendo, sentados detrás de un ordenador o viendo la televisión por las tardes. Algunas personas hacen el esfuerzo de hacer ejercicio una vez al día, pero esto puede no ser suficiente. Es mejor asegurarse de estar en movimiento durante el día. Cuando haces ejercicio, o haces grandes movimientos durante el día, aumentas el flujo de oxígeno y de sangre a través del hígado y ayudas a eliminar las toxinas.

Con la respiración profunda, el diafragma empuja o masajea el hígado, creando un efecto de lavado. La mayoría de las personas que no respiran profundamente no masajean su hígado lo suficiente, lo que aumenta el estancamiento del hígado y los síntomas que le acompañan. La respiración profunda también estimula el nervio vago, un nervio importante que mejora el funcionamiento de muchos órganos del cuerpo, incluido el hígado. Recomiendo tomar al menos cinco respiraciones profundas al menos 3 veces al día para reducir el estancamiento del hígado. También recomiendo el yoga Kundalini, uno de mis tipos de yoga favoritos, que estimula la respiración profunda y los movimientos vigorosos de curación del hígado.

El ejercicio y los movimientos continuos también mejoran la sensibilidad a la insulina, el control de la glucosa en la sangre y la quema de grasa, reduciendo así el riesgo de diabetes y de enfermedad de hígado graso.

LIBERACIÓN EMOCIONAL

Emociones como la ira, la frustración, el resentimiento y la irritación afectan a tu cuerpo, especialmente al hígado. En la medicina tradicional china, se dice que estas emociones contribuyen al estancamiento del hígado, y también son el resultado del estancamiento del hígado. Al liberar las emociones de ira, frustración y resentimiento, se estimula el flujo de la bilis y se tiene una mejor oportunidad de curar el hígado.

Algunas personas reprimen su ira, especialmente si se les hace sentir impotentes en un momento dado o si creen que es inapropiado sentir ira. Estas personas obtienen muchos beneficios cuando van a terapia y experimentan la expresión de la ira. Ayudo a muchos clientes a expresar su ira de una manera segura y no violenta durante mis sesiones de terapia y durante los retiros de sanación emocional. La ira no es necesariamente una emoción negativa, es una expresión saludable de la necesidad de defenderse o de crear un límite personal para uno mismo. Si estás listo para el crecimiento personal a través de una sesión de sanación emocional, por favor contáctame a través de health.drameet.com/therapy. También eres bienvenido a los retiros de transformación personal que dirijo reservando a través de health.drameet.com/retreats.

Cataplasma de Aceite de Ricino

El aceite de ricino, cuando se aplica como un cataplasma externo en la piel sobre el área del hígado y el abdomen, es una manera poderosa de eliminar las toxinas del hígado. Lo he usado con éxito en pacientes con dolores menstruales, endometriosis, desequilibrios hormonales, estreñimiento y desintoxicación general.

Para hacer un cataplasma de aceite de ricino, empapa una tela transpirable en aceite de ricino, asegurándote de que esté húmeda pero sin gotear.

- Coloque la tela empapada sobre toda la caja torácica derecha, desde el centro del pecho justo debajo del pecho derecho hasta el borde inferior de las costillas, extendiéndose hasta la línea de la axila derecha. Aquí es donde se encuentra el hígado, debajo de la caja torácica. El aceite de ricino se absorbe a través de la piel y crea un efecto calmante y de lavado en el sistema linfático y el hígado.

- Ponga una envoltura de plástico o una bolsa de plástico sobre la tela. El envoltorio de plástico protege su ropa del aceite de ricino y también mantiene el aceite contra su piel.

- Llene una bolsa de agua caliente con agua caliente. El agua debe estar a una temperatura que puedas tolerar y que no te queme la piel. Coloca la bolsa de agua caliente sobre el envoltorio de plástico. El calor hará que el aceite de ricino penetre más profundamente en la piel hacia tu hígado.

- Deja el cataplasma puesto por lo menos una hora mientras estás acostado, o duérmete con él toda la noche.

- Una vez que termines con el cataplasma, coloca el paño en un recipiente y guárdalo bien cerrado en tu refrigerador. Use el mismo paño de nuevo al día siguiente, con un poco más de aceite de ricino para remojarlo. Después de una semana de usar el mismo paño una y otra vez, lava el paño, porque para entonces el aceite de ricino que queda en él será ligeramente viejo.

- Repita su cataplasma de aceite de ricino diariamente durante unos dos o tres meses. El efecto acumulativo de hacer el paquete de aceite de ricino regularmente es lo que le da su beneficio. Después de un mes de usar el cataplasma regularmente, comenzarás a notar sus beneficios.

No beba el aceite de ricino ni lo aplique sobre una herida y NUNCA lo use durante el embarazo, la lactancia o mientras esté menstruando. Si está menstruando, tiene heces muy sueltas o se embaraza durante este tiempo, deje de usar el cataplasma de aceite de ricino.

CÁLCULOS BILIARES

""La curación es una cuestión de tiempo, pero a veces también es una cuestión de oportunidad".

Hipócrates

Los cálculos biliares suelen deberse a un problema en el metabolismo del colesterol en el hígado, que crea una bilis excesivamente espesa y grasas coaguladas ("piedras") en la vesícula biliar. Los cálculos biliares también son más comunes en las mujeres con niveles elevados de estrógeno. Algunas personas optan por la cirugía para eliminarlos y otras utilizan algunas de las terapias que se describen a continuación para ayudar a disolver los cálculos y eliminarlos.

Una aclaratoria de precaución: La vesícula biliar libera bilis y cálculos biliares en los intestinos a través de un tubo conocido como conducto biliar. Algunas personas experimentan mucho dolor y complicaciones médicas cuando intentan eliminar los cálculos biliares que son demasiado grandes para pasar por el conducto biliar. Por eso es una buena idea ver a un profesional de la salud antes de usar estas terapias y obtener una imagen de ultrasonido de la vesícula biliar para ver el tamaño de los cálculos.

Las mejores terapias conocidas para reducir los cálculos biliares incluyen:

- Reducir la inflamación cambiando la alimentación y curando el intestino como se mencionó anteriormente.

- Consuma alimentos aptos para el hígado, respire profundamente y libere emociones como se mencionó anteriormente.

- Use suplementos que ayuden a su hígado a metabolizar el colesterol, las hormonas y las grasas, a saber, taurina, colina, inositol, SAM-e, vitamina C, curcumina y una   planta ayurvédica conocida como Guggul.

- Entre las plantas que estimulan la liberación de bilis en la vesícula biliar se encuentran el diente de león, la achicoria y la cúrcuma. La achicoria se vende a menudo como una alternativa al café, por lo que puede ser muy divertido de beber.

- Beber una cucharada de vinagre de sidra de manzana disuelto en un vaso de agua, antes de las comidas, ayuda a suavizar los cálculos biliares y facilita su expulsión de la vesícula.

- Las plantas raíz de grava, hortensia y chanca piedra o "Rompehuesos" (nombre botánico Phyllanthus niruri) son usadas por algunos practicantes para suavizar y disolver los cálculos biliares, junto con cambios en la dieta y las otras terapias que menciono.

¡Bien hecho! Has llegado al final de este libro. Ha comprendido lo que se requiere para sanar su hígado y su cuerpo. Ahora puede seguir adelante y llevar una vida feliz. Antes de despedirme, les dejaré con un maravilloso ejercicio para contribuir a través de las clínicas móviles que he creado para las comunidades desfavorecidas que viven en Kenia. Les deseo lo mejor. Por favor, escriban una reseña de este libro si les ha gustado - su reseña ayuda a la gente a conseguir y obtener este libro para que yo pueda ayudar a más comunidades en Kenia. ¡Gracias!

¡Mucho amor y bendiciones!

Dr. Ameet Aggarwal ND

HEALTH.DRAMEET.COM

Por favor, ayuden a mis proyectos en comunidades desfavorecidas en África escribiendo reseñas positivas de mis libros y promoviéndolos. ¡Gracias!

SUS VIDEOS GRATIS

PUEDE VER VIDEOS GRATIS SOBRE LA CURACION DEL INTESTINO PERMEABLE, FATIGA SUPRARRENAL, PROBLEMAS DEL HÍGADO, ANSIEDAD, DEPRESIÓN & TRAUMA EN **HEALTH.DRAMEET.COM/ESP**

LOS VIDEOS SON UNA INTRODUCCIÓN GRATIS A MI PROGRAMA ONLINE, QUE CUBRE

LOS PROTOCOLOS EXACTOS QUE APLICO PARA PROBLEMAS MENTALES Y FÍSICOS

REMEDIOS HOMEOPÁTICOS PARA EL DUELO, PÉRDIDA, TRAUMA Y EL AGOTAMIENTO

PIERDA PESO DE FORMA SALUDABLE

CURANDO EMOCIONES, CONFLICTO & TRAUMA

EL PROGRAMA ESTÁ APROBADO POR ASOCIACIONES PROFESIONALES PARA NATURÓPATAS, DIETISTAS Y NUTRICIONISTAS

VAYA A HEALTH.DRAMEET.COM/ESP

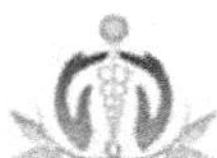

DR. AMEET AGGARWAL ND

DAR DE VUELTA

Un ejercicio de sanación

Hay muchos países en los que las personas no pueden acceder a la medicina holística. Muchos de estos países carecen de una atención médica adecuada y sus hospitales prescriben en exceso antibióticos u otros medicamentos supresores. Las personas que reciben estas terapias a menudo no tienen educación y sufren múltiples efectos secundarios y siguen siendo enfermos crónicos. Se puede aliviar este sufrimiento innecesario cambiando la educación médica en estas áreas.

Si ha disfrutado de la lectura de este libro y cree que puede ayudar a cambiar la vida de alguien, por favor ayúdeme a ayudar a más personas con estos simples pasos:

- Obtén o regala a alguien a quien ames mi curso online en health.drameet.com/esp

Mi curso online cubre mucho de lo que está en mi libro, además de videos sobre:

- Los protocolos exactos que he usado para la mayoría de las personas con problemas emocionales y de salud

- Cómo perder peso fácilmente sanando las emociones, la inflamación y la fatiga suprarrenal

- Remedios homeopáticos para el dolor, la pérdida, el trauma y el agotamiento.

- Usando 5 sentidos de la vista, el olfato, el oído, el gusto y el tacto para sanar las emociones

- Cómo recuperar la energía perdida por las emociones, los conflictos y los traumas

- Entrevistas de expertos con nuevos consejos de salud

Mi curso ha sido incluso aprobado para la formación profesional continua de médicos naturópatas, nutricionistas y dietistas por varios consejos naturópatas y por la CDR (Comisión de Registro Dietético) en el momento de escribir este libro.

- Dona 10 o más copias de cualquiera de mis libros (health.drameet.com/books) a organizaciones de beneficencia y centros comunitarios de tu elección y a organizaciones, iglesias, hospitales y trabajadores de la salud que vivan en países en desarrollo. Al regalar libros de medicina holística a diferentes organizaciones, tendrá un mayor impacto en la salud de las comunidades desatendidas y empobrecidas.

- Por favor, escriba una reseña positiva de este libro en diferentes sitios web, incluyendo Amazon.

- Y por último, por favor, planten algunos árboles de comida. Yo cultivé más de 600 árboles de comida en un hospicio de la Misión Católica para proveer una fuente sostenible de comida saludable para pacientes terminales con cáncer y VIH / SIDA. Los árboles de alimentos proporcionan una alternativa saludable a ciertas prácticas agrícolas, reducen la deforestación y ayudan a traer más lluvia a las zonas áridas. Hay muchas organizaciones caritativas que plantan árboles de alimentos en todo el mundo, así que por favor tómese un tiempo para averiguar a cuáles puede apoyar.

¡Muchas gracias!

Con mucho amor,

Ameet

LAS CLÍNICAS MÓVILES DE FIMAFRICA

Me gustaría compartir con usted algo muy especial en mi corazón. Me gustaría compartir la historia de mi primera clínica móvil homeopática que hice para las comunidades desfavorecidas de África, a través de una organización benéfica que establecí para ayudar a estas comunidades que viven sin atención médica. La organización benéfica se llama Fundación para la Medicina Integrativa en África (FIMAFRICA, www.fimafrica.org).

Las clínicas móviles fueron la razón por la que regresé a Kenia después de mis estudios de medicina naturopática y psicoterapia en Canadá. Incluso escribí este maravilloso libro con la esperanza de vender un millón de copias para financiar mis proyectos comunitarios. ¡Espero que funcione!

Aquí está mi historia:

Un día iba a la primera clínica móvil oficial de FIMAFRICA, y se me llenaron los ojos de lágrimas al pensar en todos los que han contribuido y que finalmente, hemos llegado hasta aquí - gracias, a todos ustedes, ha sido una bendición trabajar con ustedes.

Comenzó el 28 de enero de 2009, a las 7:35 am, con el típico amanecer que atraviesa el frío aire de la mañana africana. El viaje fue en la parte trasera de una camioneta roja, junto con mis bolsas llenas de manguitos para la presión sanguínea, el estetoscopio, el repertorio homeopático, el material médico homeopático, las notas de escritorio de Morisson, un montón de remedios y mi almuerzo de plátanos, manzanas y unas cuantas galletas - ¡la primera vez, no hay tiempo para preparar vegetales saludables!

Me sentí un poco cohibido por todo mi equipo delante de los demás. Estaba tomando un paseo con ellos para ahorrar en los gastos de combustible. Sin embargo, mis temores se disiparon cuando vi lo emocionados y solidarios que estaban con la primera clínica móvil de FIMAFRICA.

Tengo que mencionar a un amigo importante con el que estaba: Morten Kattenhoj, de Dinamarca, que trabajaba para MS Kenya, una ONG danesa. Morten ha sido de gran ayuda para introducirme a los jefes de las aldeas, a los funcionarios del distrito, a las enfermeras y a los trabajadores de las aldeas. Morten trabajó con el pueblo Yaakut, una tribu cuya lengua está casi extinta (sólo 9 ancianos sobrevivientes que hablan el dialecto). El pueblo Yaakut se fusionó con los Maasai cuando éstos llegaron por primera vez a Kenia. Sin Morten, no habría tenido el privilegio de tratar a esta comunidad del distrito de Laikipia Norte de Kenia.

Al atravesar la sabana por el polvoriento camino hacia Kuri Kuri, nuestra aldea objetivo, noté que los impalas pastaban bajo la luz del sol de la mañana, y pensé, ¡qué maravilloso sería que los voluntarios vinieran a ver esto en su camino para tratar a las comunidades locales! Bueno, ¡está empezando!

Mientras nos acercábamos a Kuri Kuri, una remota aldea más allá del bosque, me di cuenta de la responsabilidad que tenemos con la gente y su salud. Especialmente en medio de la nada, donde es difícil para muchas de estas personas acceder a los médicos que están en hospitales demasiado lejos. Finalmente llegamos al único edificio de toda la zona: una sala de escuela con pupitres vacíos dispersos por toda la zona. Había pedido usar esta instalación en caso de que lloviera, aunque creo que podría ser divertido para los voluntarios de FIMAFRICA practicar al aire libre, bajo un árbol o dentro de un manyatta (Maasai para cabaña).

No había nadie alrededor, excepto unos pocos niños jugando a lo lejos - pensé que este iba a ser un día lento. Richard y Danial, habitantes de la zona, habían ayudado a organizar este evento y habían informado a los pueblos de los alrededores de nuestra llegada, y me aseguraron que la gente vendría una vez que nos viesen merodeando.

Tenían razón: tan pronto como las bolsas fueron desempacadas, los libros de medicina y los remedios listos para llevar, el zumbido afuera crecía constantemente. Miré hacia arriba y vi numerosas cabezas fuera de la ventana - todas se habían reunido tan de repente sin que yo lo notara. Estaba listo...

Mi formación en el Colegio Canadiense de Medicina Naturopática y en otras expediciones de voluntariado me había preparado para entregarme por completo a la práctica médica cuando se presentara la oportunidad.

El primer paciente, un hombre de más de 50 años (la edad no es exacta en estas áreas) - entró, señaló su barriga y dijo que sintió dolor por allí. Al preguntarle más, pensamos que el dolor provenía de la zona del hígado.

Lo acosté en el banco de madera, de 15 centímetros de ancho, literalmente, para su examen físico. Sólo tocar ligeramente el abdomen debajo de las costillas derechas provocó una reacción que me dijo que había algo muy malo en su hígado. Golpeé ligeramente otras áreas alrededor de su abdomen, pero el más ligero toque cerca del área del hígado provocó suficiente dolor como para decirme que siguiera adelante.

El interrogatorio posterior reveló que había mucha comida sin digerir en su caca, y a veces su caca era amarilla o blanca. Mucha gente aquí no sabe el color de su caca porque usan gotas largas o simplemente se meten en el arbusto profundo.

Practicar en estas áreas con tanta gente no deja tiempo para hacer ingestas constitucionales homeopáticas completas, y el mejor método es tratar los sistemas de órganos y los síntomas agudos.

Los remedios homeopáticos como el lycopodium, la nux-vómica y el quelidonio venían a mi mente, cuando de repente Daniel me dijo que este hombre bebe mucho. Le pedí que confirmara - sí, este hombre tomaba de todo, desde cerveza local (a veces 90% de alcohol), cervezas y una droga llamada "Meraa", o Khat en inglés.

Bueno, bueno, amigo mío, sabemos qué hacer primero.

"Sí", me dijo, "un médico hace mucho tiempo me dijo que dejara de beber alcohol, pero no le hice caso. Ahora que dos doctores me dicen que deje Meraa y el alcohol, definitivamente lo dejaré."

No estaba seguro de si creerle. La adicción al alcohol es difícil de detener, especialmente en áreas sin sistemas de apoyo. Lo he visto muchas veces. Bueno, le di una conferencia educativa de cómo el hígado elimina la suciedad de la sangre, y cómo el alcohol contribuye a la suciedad en la sangre y destruye el hígado - hay que utilizar un lenguaje que es familiar a las experiencias en la vida rural de estas personas, de lo contrario, es difícil para ellos comprender lo importante que es el hígado para la salud.

Parecía bastante convencido. Lo dejamos ir, junto con un montón de remedios para su hígado. Espero que esté bien, espero verlo la próxima vez.

Los otros pacientes vinieron, la mayoría trayendo niños con ellos y algunos con pequeños bebés de 1 mes envueltos bajo un paño fijado en su hombro. Fue agradable y difícil al mismo tiempo, tratar a tanta gente una tras otra.

Muchos de ellos eran demasiado tímidos para hablar, o eran demasiado vagos en sus descripciones. Algunos estaban acompañados por sus amigos, describiendo sus síntomas con dos historias diferentes, lo que hace dudar de su razonamiento clínico.

Uno de los padres parecía pensar que cuantos más síntomas o "síes" dijera, más enfermo aparecería el niño, por lo que el medicamento sería más fuerte. Por fin, descubrí que los síntomas de la niña eran de hace unos 4 meses, y que ya no estaba enferma - supongo que sólo quería algo para mantenerla sana porque no hay mucha ayuda allí.

Los principales casos que vimos fueron problemas en el pecho, problemas en los ojos, una niña de 1 año que tenía sangre y pus que le salía por el oído, otra tenía los nódulos linfáticos cervicales gravemente inflamados y los ojos desviados - una nueva condición de la que tuve que aprender. Un par de niños tuvieron desmayos sin ninguna razón específica, acompañados de dolores de cabeza. Parecía ser un efecto secundario del tratamiento con quinina después de la malaria, según sus historias comunes, pero no había forma de saberlo con seguridad en tan poco tiempo. Administré *china-sulph*, un remedio homeopático que a menudo ayuda con estas condiciones. Vino una mujer con un bocio hinchado - la traté con *Natrum muriaticum*.

Como había tantos pacientes y teníamos que salir temprano ese día para volver a casa antes de que anocheciera, pedí a uno de los ayudantes que examinara qué personas estaban más enfermas y las trajera. Es una pena que no pudiéramos tratar a todos, pero con el tiempo esperamos que más gente reciba nuestra ayuda.

He decidido asociarme con un grupo que tiene enfermeras convencionales en su equipo, y que también sirven en áreas remotas. Creo que esto será importante en términos de ganar experiencia clínica para los nuevos voluntarios y también para mí. Estoy bastante contento con la forma en que se desarrolló, pero parece inútil si no estamos ampliando nuestro conocimiento clínico con otros y obteniendo retro alimentación de los profesionales experimentados que ya están en estas áreas remotas.

Aquí hay algunas historias más de otros servicios comunitarios que hice más tarde. Creo que es importante darse cuenta del valor de las terapias holísticas asequibles como la homeopatía para las comunidades desfavorecidas...

Un triste caso de insuficiencia hepática

Trabajar este lunes por la mañana fue un placer. Me encontré con un paciente que tenía las piernas hinchadas llenas de ampollas. Me pregunté qué podía ser esto, hasta que la enfermera me dijo que tenía una insuficiencia hepática crónica, por el exceso de alcohol desde que era joven.

Lo habían encontrado en una habitación oscura en los barrios bajos, murmurando para sí mismo y mirando fijamente a la esquina. Nadie le había ayudado, y no sabía cómo salir de su situación. Fueron las hermanas de la misión católica quienes lo encontraron a tiempo, por la gracia de Dios, y lo llevaron al hospital de la misión.

Le administré carbo-veg, un remedio homeopático para la cirrosis hepática y también útil para el abdomen hinchado por la insuficiencia hepática (ascitis), que dificulta la respiración al estar tumbado, otro problema que sufría este chico.

Después de 5 días, volví al hospital de la misión, pensativo al principio, y luego feliz cuando vi al paciente sentado en el césped, las ampollas casi completamente curadas, sus problemas respiratorios desaparecieron, y el edema de las piernas se recuperó casi en un 70%! Fue un comienzo. Sabía que el problema no había desaparecido por completo. Le administré *chelidonium* 30c, intermitentemente con licopodio, 2 importantes remedios para el hígado. Una semana después, lo vi una vez más, el edema se redujo significativamente, sin problemas respiratorios, las ampollas literalmente desaparecieron. Lo único que aún persistía era el edema en la parte baja de la espalda y el dolor de espalda, que podía ser un problema interno o por estar sentado y acostado en la cama todo el tiempo.

A pesar de nuestros esfuerzos y la rápida recuperación del paciente, lamentablemente falleció unos meses después. Su hígado estaba demasiado deteriorado para una recuperación completa. Estaba triste y sentía que había fracasado como médico. Sin embargo, según la hermana a cargo, este joven finalmente había experimentado amor y atención antes de partir.

Presión arterial alta y síntomas del lado izquierdo

Una señora vino a nuestra mesa de voluntarios bajo el árbol una tarde, con un aspecto bastante saludable, pero dijo que había estado viviendo con una sensación de frío en toda la parte inferior izquierda de su cuerpo.

Al ser interrogada, describió una sensación de constricción y calor en la parte superior izquierda de su cuerpo, hasta sus brazos. La constricción le resultaba dolorosa. Fue un caso inusual, pero no inusual para la homeopatía. Midiendo su presión sanguínea, nos sorprendió bastante ver lo alta que era.

Decidimos administrarle *lachesis*, un remedio homeopático conocido por ayudar con la presión arterial alta, los ataques y los síntomas del lado izquierdo.

Media hora después de administrar una sola dosis, volvimos a medir su presión arterial. En ese momento, ya nos decía que el frío estaba desapareciendo en sus piernas y que sus brazos eran menos dolorosos. Me sorprendió ver que un remedio funcionaba tan rápido. Otra sorpresa llegó cuando la lectura de la presión arterial había bajado 30 puntos, la sistólica. Le dije esto - sonrió, mostrando todos los signos de satisfacción que nos da a los médicos una sensación de refuerzo positivo y dedicación a nuestro trabajo.

Un breve caso de asma

Conduciendo con mi amiga Anne Powys al bosque de Mokogodo, nos detuvimos en Timau en el camino para recoger verduras. Cuando volvíamos al coche, un joven nos trajo a una señora. Ella estaba jadeando y sofocándose. Quería que la lleváramos a dónde íbamos, sin saber que había un médico en el coche.

Acababa de salir del hospital y tenía un ataque agudo de asma que no se había resuelto con los medicamentos convencionales. Tomamos sus síntomas y, tras investigar más a fondo, descubrimos que su asma tenía una sensación de dolor y constricción en la garganta, y era peor por las tardes y cuando hacía frío. A menudo se sentaba en la cama por la noche cuando los ataques empeoraban. Beber líquidos calientes parecía aliviarla un poco.

Le di un remedio homeopático llamado *Spongia Tosta 12C*, y se alegró mucho cuando el jadeo cesó en media hora, y pudo volver a respirar. Después de media hora, le dimos otra dosis del remedio, que la ayudó aún más. Le dimos dosis extra para que se la llevara en caso de que los ataques volvieran. Estaba feliz cuando la dejamos en su cruce, saludándonos, bendiciéndonos con su cálida sonrisa.

Estos son algunos de los voluntarios de casos especiales que vi en nuestras clínicas móviles. Gracias por obtener este libro y espero que mi curso online me ayude a continuar este trabajo. Gracias a todos mis queridos amigos que me ayudaron a crear FIMAFRICA - especialmente a Giri Puligandala, que generosamente dio su tiempo y su experiencia para gestionar el funcionamiento de FIMAFRICA. Estoy verdaderamente agradecido por todas sus aportaciones, inspiración y ayuda.

VOLUNTARIADO CON FIMAFRICA (POR EL DR. SARA NA-MAZI ND)

Acampamos en la zona boscosa para pasar la noche. Comida cocinada en el fuego. Hicimos té después. Estaba muy oscuro, nos sentamos alrededor del fuego, Ameet Aggarwal nos sirvió té y preguntó si alguien quería acompañarle a dar un paseo. Me ofrecí como voluntario.

Decidimos caminar con una pequeña linterna y nuestras tazas de té en el bosque durante diez minutos para llegar al mirador.

Antes de irse, dijo: "Síganme y si escuchan un sonido que se asemeje a un balancín, deténganse inmediatamente y esperen mi señal, probablemente sea un leopardo". Mi corazón saltó a la garganta después de oír eso; probablemente hice un intento infructuoso de parecer tranquilo, sin embargo, estoy seguro de que estaba viendo a través de él.

Caminó hacia el bosque profundo, denso y oscuro y yo lo seguí, asustado hasta los huesos, sabiendo que estaba delante de mí y que podía ser atacado por la espalda por un depredador que me ponía de los nervios. Se detuvo abruptamente por unos segundos, porque creyó escuchar algo. Me congelé justo detrás de él, tratando de evitar que mis miembros temblaran. Entonces me indicó que todo estaba bien y que podíamos seguir adelante.

Justo cuando estaba visualizando mi cuerpo siendo destrozado por un leopardo hambriento, entramos en un claro:

Arriba: un manto de estrellas interminables que nos guiñaban como el Preludio de Bach en un Clavicordio, cada centelleo era el sonido de una nota musical, cayendo sobre nosotros desde los Cielos...

Abajo: Una densa silueta de árboles alfombrando el valle...

Estábamos parados en un acantilado gigante. Estuvimos parados ahí por diez minutos, sin poder pronunciar una sola palabra. La profundidad de ese poderoso campo de altas frecuencias nos había atrapado. Lo único que logramos fue tomar pequeños sorbos de nuestro té de Neem en ese fuerte silencio y una brillante luz del milagroso e inesperado reflejo de Dios en la Tierra con lágrimas en los ojos. Caminando de vuelta al campamento, estábamos en un estado alterado de existencia...

[Fin de la historia de los voluntarios].

Por favor, ayuden a mis proyectos en comunidades desfavorecidas en África escribiendo reseñas positivas de mis libros y promoviéndolos. ¡Gracias!

SUS VIDEOS GRATIS

PUEDE VER VIDEOS GRATIS SOBRE LA CURACIÓN DEL INTESTINO PERMEABLE, FATIGA SUPRARRENAL, PROBLEMAS DEL HÍGADO, ANSIEDAD, DEPRESIÓN & TRAUMA EN **HEALTH.DRAMEET.COM/ESP**

LOS VIDEOS SON UNA INTRODUCCIÓN GRATIS A MI PROGRAMA ONLINE, QUE CUBRE

LOS PROTOCOLOS EXACTOS QUE APLICO PARA PROBLEMAS MENTALES Y FÍSICOS

REMEDIOS HOMEOPÁTICOS PARA EL DUELO, PÉRDIDA, TRAUMA Y EL AGOTAMIENTO

PIERDA PESO DE FORMA SALUDABLE

CURANDO EMOCIONES, CONFLICTO & TRAUMA

EL PROGRAMA ESTÁ APROBADO POR ASOCIACIONES PROFESIONALES PARA NATURÓPATAS, DIETISTAS Y NUTRICIONISTAS

VAYA A HEALTH.DRAMEET.COM/ESP

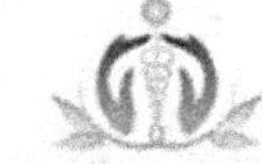

DR. AMEET AGGARWAL ND

REFERENCIAS

Inflammation, Cancer and Hormonal Imbalance
Rau, Thomas. "Biological Medicine – The Future of Natural Healing". Semmelweis-Institut (2011)

Your Thyroid and Your Liver
Malik, R, and H. Hodgson. "The Relationship between the thyroid gland and the liver." *QJ Med.* 2002; 95:559-569.

Liver, Cholesterol and Heart Disease
Zhu, R., Ou, Z., Ruan, X., & Gong, J. (2012). Role of liver X receptors in cholesterol efflux and inflammatory signaling (review). Molecular Medicine Reports. https://doi.org/10.3892/mmr.2012.758

COMO SE DETOXIFICA TU HÍGADO

Jancova, P., & Siller, M. (2012). Phase II Drug Metabolism. In Topics on Drug Metabolism. https://doi.org/10.5772/29996

Steventon, G. B., & Hutt, A. J. (2001). 14 The Amino Acid Conjugations. In Enzyme Systems that Metabolise Drugs and Other Xenobiotics. John Wiley & Sons, Ltd.

Miller, A. (2018). What is Methylation and Why Should You Care About it. In Thorne. Thorne.

Hodges, R. E., & Minich, D. M. (2015). Modulation of Metabolic Detoxification Pathways Using Foods and Food-Derived Components: A Scientific Review with Clinical Application. Journal of Nutrition and Metabolism. https://doi.org/10.1155/2015/760689

CÓMO SANAR TU HÍGADO

Rahimlou, M., Yari, Z., Hekmatdoost, A., Alavian, S. M., & Keshavarz, S. A. (2016). Ginger supplementation in nonalcoholic fatty liver disease: A randomized, double-blind, placebo-controlled pilot study. Hepatitis Monthly, 16(1). https://doi.org/10.5812/hepatmon.34897

Abdel-Gabbar, M., Ahmed, R. R., Kandeil, M. A., Mohamed, A. E. deen H., & Ali, S. M. (2019). Administration of ginger and/or thyme has ameliorative effects on liver and kidney functions of V-line rabbits: Histological and biochemical studies. Journal of Animal Physiology and Animal Nutrition, 103(6), 1758–1767. https://doi.org/10.1111/jpn.13166

Choline's role in maintaining liver function: new evidence for epigenetic mechanisms

Mehedint, M. G., & Zeisel, S. H. (2013). Choline's role in maintaining liver function: New evidence for epigenetic mechanisms. Current Opinion in Clinical Nutrition and Metabolic Care. https://doi.org/10.1097/MCO.0b013e3283600d46

Effect of taurine on chronic and acute liver injury: Focus on blood and brain ammonia

Heidari, R., Jamshidzadeh, A., Niknahad, H., Mardani, E., Ommati, M. M., Azarpira, N., … Najibi, A. (2015). Effect of taurine on chronic and acute liver injury: Focus on blood and brain ammonia. Toxicology Reports, 3, 870–879. https://doi.org/10.1016/j.toxrep.2016.04.002

Aaseth, J., Smith-Kielland, A., & Thomassen, Y. (1986). Selenium, alcohol and liver diseases. Annals of Clinical Research, 18(1), 43–47.

Abdull Razis, A. F., & Mohd Noor, N. (2013). Cruciferous vegetables: Dietary phytochemicals for cancer prevention. Asian Pacific Journal of Cancer Prevention. https://doi.org/10.7314/APJCP.2013.14.3.1565

Al-Malki, A. L., & Abo-Golayel, M. K. (2013). Hepatoprotective Efficacy of Chicory alone or combined with Dandelion leaves against induced liver damage. Life Science Journal, 10(4), 140–157.

Berardis, S., & Sokal, E. (2014). Pediatric non-alcoholic fatty liver disease: An increasing public health issue. European Journal of Pediatrics. https://doi.org/10.1007/s00431-013-2157-6

Chang, H. F., Lin, Y. H., Chu, C. C., Wu, S. J., Tsai, Y. H., & Chao, J. C. J. (2007). Protective effects of Ginkgo biloba, Panax ginseng, and Schizandra chinensis extract on liver injury in rats. American Journal of Chinese Medicine, 35(6), 995–1009. https://doi.org/10.1142/S0192415X07005466

Chen, Y.-J., Wallig, M. A., & Jeffery, E. H. (2016). Dietary Broccoli Lessens Development of Fatty Liver and Liver Cancer in Mice Given Diethylnitrosamine and Fed a Western or Control Diet. The Journal of Nutrition, 146(3), 542–550. https://doi.org/10.3945/jn.115.228148

Chow, L. W. C., Loo, W. T. Y., & Sham, J. S. T. (2001). Effects of a herbal compound containing bupleurum on human lymphocytes. In Hong Kong Medical Journal (Vol. 7, pp. 408–413).

Czuczejko, J., Zachara, B. A., Staubach-Topczewska, E., Halota, W., & Kędziora, J. (2003). Selenium, glutathione and glutathione peroxidases in blood of patients with chronic liver diseases. Acta Biochimica Polonica, 50(4), 1147–1154. https://doi.org/0350041147

Dann, A. T., Kenyon, A. P., Seed, P. T., Poston, L., Shennan, A. H., & Tribe, R. M. (2004). Glutathione S-transferase and liver function in intrahepatic cholestasis of pregnancy and pruritus gravidarum. Hepatology, 40(6), 1406–1414. https://doi.org/10.1002/hep.20473

Davaatseren, M., Hur, H. J., Yang, H. J., Hwang, J. T., Park, J. H., Kim, H. J., … Sung, M. J. (2013). Taraxacum official (dandelion) leaf extract alleviates high-fat diet-induced nonalcoholic fatty liver. Food and Chemical Toxicology, 58, 30–36. https://doi.org/10.1016/j.fct.2013.04.023

Devaraj, E. (2016). Hepatoprotective properties of Dandelion: Recent update. Journal of Applied Pharmaceutical Science, 6(4), 202–205. https://doi.org/10.7324/JAPS.2016.60429

Downs, I., Liu, J., Aw, T. Y., Adegboyega, P. A., & Ajuebor, M. N. (2012). The ROS scavenger, NAC, regulates hepatic $V\alpha14iNKT$ cells signaling during Fas mAB-dependent fulminant liver failure. PLoS ONE, 7(6). https://doi.org/10.1371/journal.pone.0038051

Flora, K., Hahn, M., Rosen, H., & Benner, K. (1998). Milk thistle (Silybum marianum) for the therapy of liver disease. American Journal of Gastroenterology. https://doi.org/10.1111/j.1572-0241.1998.00139.x

Galan, N. (2018). What are the benefits of glutathione? Medical News Today.

Guan, Y. S., & He, Q. (2015). Plants Consumption and Liver Health. Evidence-Based Complementary and Alternative Medicine. https://doi.org/10.1155/2015/824185

Hackett, E. S., Twedt, D. C., & Gustafson, D. L. (2013). Milk Thistle and Its Derivative Compounds: A Review of Opportunities for Treatment of Liver Disease. Journal of Veterinary Internal Medicine. https://doi.org/10.1111/jvim.12002

Hikino, H., Kiso, Y., Taguchi, H., & Ikeye, Y. (1984). Antihepatotoxic actions of lignoids from Schizandra chinensis fruits. Planta Medica, 50(3), 213–218. https://doi.org/10.1055/s-2007-969681

Jdir, H., Kolsi, R. B. A., Zouari, S., Hamden, K., Zouari, N., & Fakhfakh, N. (2017). The cruciferous Diplotaxis simplex: Phytochemistry analysis and its protective effect on liver and kidney toxicities, and lipid profile disorders in alloxan-induced diabetic rats. Lipids in Health and Disease, 16(1). https://doi.org/10.1186/s12944-017-0492-8

Jones, A. L., Jarvie, D. R., Simpson, D., Hayes, P. C., & Prescott, L. F. (1997). Pharmacokinetics of N-acetylcysteine are altered in patients with chronic liver disease. Alimentary Pharmacology and Therapeutics, 11(4), 787–791. https://doi.org/10.1046/j.1365-2036.1997.00209.x

Jong, E. Y., Kyung, M. C., Sei, H. B., Kyoung, O. K., Hyoung, J. L., Ki, H. P., … Chang, H. L. (2004). Reduced expression of peroxisome proliferator-activated receptor-α may have an important role in the development of non-alcoholic fatty liver disease. Journal of Gastroenterology and Hepatology (Australia), 19(7), 799–804. https://doi.org/10.1111/j.1440-1746.2004.03349.x

Kikuchi, M., Ushida, Y., Shiozawa, H., Umeda, R., Tsuruya, K., Aoki, Y., … Nishizaki, Y. (2015). Sulforaphane-rich broccoli sprout extract improves hepatic abnormalities in male subjects. World Journal of Gastroenterology, 21(43), 12457–12467. https://doi.org/10.3748/wjg.v21.i43.12457

Moghadam, A. R., Tutunchi, S., Namvaran-Abbas-Abad, A., Yazdi, M., Bonyadi, F., Mohajeri, D., … Ghavami, S. (2015). Pre-administration of turmeric prevents methotrexate-induced liver toxicity and oxidative stress. BMC Complementary and Alternative Medicine, 15(1). https://doi.org/10.1186/s12906-015-0773-6

Naik, G. H., Priyadarsini, K. I., Bhagirathi, R. G., Mishra, B., Mishra, K. P., Banavalikar, M. M., & Mohan, H. (2005). In vitro antioxidant studies and free radical reactions of triphala, an ayurvedic formulation, and its constituents. Phytotherapy Research, 19(7), 582–586. https://doi.org/10.1002/ptr.1515

Nishiyama, N., Chu, P. J., & Saito, H. (1996). An herbal prescription, S-113m, consisting of biota, ginseng, and schizandra, improves learning performance in senescence accelerated mouse. Biological and Pharmaceutical Bulletin, 19(3), 388–393. https://doi.org/10.1248/bpb.19.388

Noga, A. A., Zhao, Y., & Vance, D. E. (2002). An unexpected requirement for phosphatidylethanolamine N-methyltransferase in the secretion of very low density lipoproteins. Journal of Biological Chemistry, 277(44), 42358–42365. https://doi.org/10.1074/jbc.M204542200

Pusl, T., & Nathanson, M. H. (2004). The role of inositol 1,4,5-trisphosphate receptors in the regulation of bile secretion in health and disease. Biochemical and Biophysical Research Communications, 322(4), 1318–1325. https://doi.org/10.1016/j.bbrc.2004.08.036

Rašković, A., Milanović, I., Pavlović, N., Ćebović, T., Vukmirović, S., & Mikov, M. (2014). Antioxidant activity of rosemary (Rosmarinus officinalis L.) essential oil and its hepatoprotective potential. BMC Complementary and Alternative Medicine, 14. https://doi.org/10.1186/1472-6882-14-225

Raymond, F. D., Fortunato, G., Moss, D. W., Castaldo, G., Salvatore, F., & Impallomeni, M. (1994). Inositol-specific phospholipase D activity in health and disease. Clinical Science, 86(4), 447–451. https://doi.org/10.1042/cs0860447

Rezaei-Moghadam, A., Mohajeri, D., Rafiei, B., Dizaji, R., Azhdari, A., Yeganehzad, M., … Mazani, M. (2012). Effect of turmeric and carrot seed extracts on serum liver biomarkers and hepatic lipid peroxidation, antioxidant enzymes and total antioxidant status in rats. BioImpacts, 2(3), 151–157. https://doi.org/10.5681/bi.2012.020

Ross, S. M. (2008). Milk thistle (silybum marianum): An ancient botanical medicine for modern Times. Holistic Nursing Practice, 22(5), 299–300. https://doi.org/10.1097/01.HNP.0000334924.77174.6d

Sakr, S. A., Bayomy, M. F., & El-Morsy, A. M. (2015). Rosemary extract ameliorates cadmium-induced histological changes and oxidative damage in the liver of albino rat. The Journal of Basic & Applied Zoology, 71, 1–9. https://doi.org/10.1016/j.jobaz.2015.01.002

Salomone, F., Godos, J., & Zelber-Sagi, S. (2016). Natural antioxidants for non-alcoholic fatty liver disease: Molecular targets and clinical perspectives. Liver International. https://doi.org/10.1111/liv.12975

Sharma, A., & Sharma, K. K. (2011). Chemoprotective role of triphala against 1,2-dimethylhydrazine dihydrochloride induced carcinogenic damage to mouse liver. Indian Journal of Clinical Biochemistry, 26(3), 290–295. https://doi.org/10.1007/s12291-011-0138-y

Singh, D. P., & Mani, D. (2015). Protective effect of Triphala Rasayana against paracetamol-induced hepato-renal toxicity in mice. Journal of Ayurveda and Integrative Medicine, 6(3), 181–186. https://doi.org/10.4103/0975-9476.146553

Soni, K. B., Rajan, A., & Kuttan, R. (1992). Reversal of aflatoxin induced liver damage by turmeric and curcumin. Cancer Letters, 66(2), 115–121. https://doi.org/10.1016/0304-3835(92)90223-I

Tarantino, G., Di Minno, M. N. D., & Capone, D. (2009). Drug-induced liver injury: Is it somehow foreseeable? World Journal of Gastroenterology. https://doi.org/10.3748/wjg.15.2817

Vitaglione, P., Morisco, F., Caporaso, N., & Fogliano, V. (2004). Dietary antioxidant compounds and liver health. Critical Reviews in Food Science and Nutrition, 44(7-8), 575–586. https://doi.org/10.1080/10408690490911701

Wang, B. J., Liu, C. T., Tseng, C. Y., Wu, C. P., & Yu, Z. R. (2004). Hepatoprotective and antioxidant effects of Bupleurum kaoi Liu (Chao et Chuang) extract and its fractions fractionated using supercritical CO 2 on CCl4-induced liver damage. Food and Chemical Toxicology, 42(4), 609–617. https://doi.org/10.1016/j.fct.2003.11.011

Xu, J., Gao, H., Song, L., Yang, W., Chen, C., Deng, Q., ... Huang, F. (2013). Flaxseed oil and alpha-lipoic acid combination ameliorates hepatic oxidative stress and lipid accumulation in comparison to lard. Lipids in Health and Disease, 12(1). https://doi.org/10.1186/1476-511X-12-58

Younossi, Z. M., Otgonsuren, M., Henry, L., Venkatesan, C., Mishra, A., Erario, M., & Hunt, S. (2015). Association of nonalcoholic fatty liver disease (NAFLD) with hepatocellular carcinoma (HCC) in the United States from 2004 to 2009. Hepatology, 62(6), 1723–1730. https://doi.org/10.1002/hep.28123

Zhu, N., Soendergaard, M., Jeffery, E. H., & Lai, R. H. (2010). The impact of loss of myrosinase on the bioactivity of broccoli products in F344 rats. Journal of

Agricultural and Food Chemistry, 58(3), 1558–1563.
https://doi.org/10.1021/jf9034817